FRANÇOIS BONAL
DOCTEUR TRAN KY
DOCTEUR FRANÇOIS DROUARD

Préface de Michel MONTIGNAC

LES VERTUS THÉRAPEUTIQUES DU CHAMPAGNE

HISTORIQUE, TRADITIONS, BIOLOGIE, DIÉTÉTIQUE

ÉDITIONS ARTULEN
PARIS

I.S.B.N. 2-906236-08-X

PRÉFACE

Il est devenu banal de souligner que l'époque que nous vivons est celle des contradictions. Force est pourtant de constater que c'est bien celle du retour aux sources, sans pour autant renoncer à l'investigation scientifique moderne.

Plus il s'intéresse à son futur, plus l'homme se tourne vers le passé pour mieux en comprendre les énigmes.

Plus le ciel et l'espace lui ouvrent les bras, plus la terre lui découvre ses racines.

Pour mieux nous faire comprendre qui nous sommes, la sagesse des anciens nous rappelle à l'ordre.

Leur savoir empirique, stupidement occulté par notre arrogance, est progressivement validé par les scientifiques.

Les nourritures terrestres reprennent ainsi la place qu'elles n'auraient jamais dû abandonner.

Le champagne en constitue l'une des meilleures illustrations.

Son image est aujourd'hui des plus nobles, et tous les symboles qu'il véhicule rivalisent de prestige.

Les qualificatifs et autres substantifs qu'on lui attribue sont toujours les plus beaux et les plus grands.

La science œnologique et le sérieux des professionnels, recherchant toujours à en améliorer la qualité, sont à l'origine de l'image de perfection du champagne.

Le développement des techniques marketing ont, depuis, fait le reste.

Le champagne dans sa flûte enchantée est plus que jamais ce vin de séduction, de liberté et d'amitié, dont les bulles d'or ne cessent de nous ravir dans leur joyeux ballet féérique.

Mais avant de devenir, sous la baguette magique des publicitaires, un breuvage de rêve au charme ensorceleur, le champagne fut d'abord, par la grâce de ses producteurs, un exceptionnel liquide de jouvence.

C'est ce que la science moderne redécouvre aujourd'hui pour notre bonheur.

La biologie moléculaire nous en fait une intelligente démonstration.

Nos grand-mères étaient convaincues que le champagne était bon pour la santé. Réjouissons-nous aujourd'hui d'en avoir la preuve scientifique.

Les vertus thérapeutiques du champagne sont désormais une réalité garantissant ainsi le bien fondé d'un usage médicinal légitimé par le bon sens populaire.

Michel MONTIGNAC
auteur du livre
« Comment maigrir en faisant des repas d'affaires »

AVANT-PROPOS

Noé, le cultivateur, commença de planter
la vigne.
(Genèse, I)

Noé, après avoir été sauvé du Déluge, cultiva la vigne. Le grand mystère judéo-chrétien des origines fait coïncider le peuplement de la terre avec le début de la vigne et du vin. Quel symbole ! Selon le Talmud, ce serait même Dieu en personne qui aurait révélé au patriarche le secret de la fabrication du vin. Pour la mythologie grecque, la vigne était bien un don divin, Dionysos, le fils de Zeus, l'ayant dérobée aux Perses pour la donner aux Grecs, qui en firent le dieu du vin, Bacchus pour les Romains.

Noé s'enivra, son exemple fut largement suivi ! Mais le vin, tout spécialement celui qui nous occupe ici, le champagne, a fait beaucoup pour le bonheur de l'homme et, cet ouvrage va le démontrer, pour sa santé.

En réalité, la vigne était sur la terre bien avant l'homme. Il y a soixante millions d'années, elle fleurissait déjà et nous attendait. Il existe en Champagne, dans les roches poreuses du tertiaire, de la région de Sézanne, des empreintes de vigne fossile mais cette « vitis sezannensis » a été chassée d'Europe par la grande glaciation du Riss, il y a cent mille ans. C'est au néolithique que l'homme des cavernes a commencé, semble-t-il, à pratiquer la cueillette des raisins de la « vitis vinifera », espèce à laquelle appartiennent les cépages actuels de la Champagne.

Quand et où a-t-on commencé à cultiver la vigne ?

Les plus anciennes informations écrites et iconographiques concernant des vignobles organisés remontent aux environs de 2 500 ans avant J.-C. et proviennent de la Mésopotamie et de la région du Nil, qui seraient ainsi le berceau de la viticulture.

De quand date le vignoble champenois et comment a-t-il été créé ? Il existe à ce sujet une jolie légende qui raconte que des vignes sauvages des bords de la Marne auraient été ointes du sang de Cupidon.

« Par ce dépôt la vigne fut féconde ;
De fruits perlés elle orna ses rameaux ;
Et d'Epernay la nymphe vagabonde
Baigna le pied de ses riches coteaux. »

Baron de Vastey — *Origine du vin de Champagne*

Revenons à l'histoire. Au Ier siècle avant J.-C., les Romains ont créé en Gaule narbonnaise un important vignoble. Mais contrairement à ce qui a été parfois avancé, Jules César n'a pas trouvé les coteaux de la Marne couverts de vignes, car celles-ci n'ont été cultivées en Champagne qu'à partir de la fin du IIIe siècle de notre ère, par extension du vignoble bourguignon.

Aussitôt a débuté l'emploi médical, interne et externe, du vin; longtemps empirique, il devait aboutir de nos jours à un usage thérapeutique raisonné et scientifique du champagne, qui sera exposé dans la deuxième partie de cet ouvrage. Auparavant, on trouvera, en première partie, deux chapitres consacrés à la présentation de ce grand vin, dont les particularités sont nombreuses, et à l'historique de l'utilisation qui en a été faite de la fin du XVIIe siècle à aujourd'hui pour entretenir la santé de l'homme et le guérir de certains de ses maux.

Ce travail n'a pu être mené à bien qu'au prix de recherches approfondies en biologie qui ont été largement exploitées dans la deuxième partie. Certaines d'entre elles, cependant, n'ont que des rapports indirects avec la santé ; offrant néanmoins un intérêt vinicole certain, elles ont été présentées sous forme d'annexes, traitant des rapports existant entre la vigne et les champignons, du rôle des levures et de certaines propriétés organoleptiques du champagne.

Avril 1990.

PREMIÈRE PARTIE

HISTOIRE ET TRADITION DU CHAMPAGNE

par François Bonal

CHAPITRE I

LE CHAMPAGNE HIER ET AUJOURD'HUI

Jusqu'à la fin du Moyen-Age on n'a produit en Champagne que des vins de petit mérite, rouge pâle (« clairets ») pour la plupart. Or, voici qu'au XVIe siècle le vin d'Ay acquiert une réputation européenne. Dans ce bourg, voisin d'Epernay, François Ier, Charles-Quint, Henri VIII, le pape Léon X, puis Henri IV, entretiennent des commissionnaires qui leur expédient ce vin recherché. Ce n'est toutefois que vers 1600 que la qualité des vins de l'ensemble de la province s'améliore jusqu'à concurrencer ceux de Beaune. Ils prennent alors le nom de « Vins de Champagne » et sont servis non seulement à Reims aux sacres des rois de France, mais aussi dans toutes les cours européennes, Louis XIV en fait son ordinaire, ainsi que Guillaume III d'Angleterre.

Dans la seconde moitié du XVIIe siècle, les vignerons champenois réussissent à stabiliser leurs vins et à les rendre aptes à mieux se conserver. En utilisant un procédé spécial de pressurage, ils parviennent à produire avec leurs raisins noirs un vin blanc estimé. Dom Pérignon, procureur de l'abbaye d'Hautvillers, l'améliore encore en pratiquant avec art un « assemblage » de raisins de provenances différentes.

A la même époque on prend l'habitude, au lieu de vendre le vin en tonneaux, de le mettre systématiquement en bouteille. Certains vinificateurs avisés, dont le nom ne nous est pas parvenu, constatent alors que la fermentation alcoolique se poursuit dans la bouteille et que, de ce fait, une mousse se produit spontanément quand on la débouche. C'est à cette prise de conscience collective d'un phénomène nouveau que le champagne doit d'être né, tout à la fin du XVIIe siècle.

D'abord peu connu, il obtient brusquement vers 1715 un succès considérable à la cour de Philippe d'Orléans, le Régent. Bientôt les rois et empereurs et, avec eux, l'aristocratie européenne, en font le vin de la fête, avec le concours des hommes de lettres, Diderot, Voltaire, Goethe... A partir de 1729, on assiste à la création des premières maisons de champagne, à Epernay et à Reims. D'abord empirique, l'élaboration bénéficie des progrès techniques du XIXe siècle et la production augmente. D'environ trois cent bouteilles annuelles à la Révolution, elle passe à six millions et demi en 1845 et à près de trente millions à la fin du siècle, lorsque s'ouvre, malgré les fastes de la Belle Epoque, une période de crises et de guerres au terme de laquelle, en 1950, la production est toujours de trente millions de bouteilles. La progression reprend alors avec une force irrésistible, atteignant à la fin des années 80 les deux cent cinquante millions, dont les deux tiers sont vendus à l'exportation.

Comment se présente le champagne d'aujourd'hui ?

Devenu en 1927 un vin à appellation contrôlée (A.O.C.), il ne peut provenir de ce fait que des vignes qui, à l'intérieur d'une zone champenoise délimitée, sont situées dans les aires bénéficiant de l'appellation. Les seuls cépages admis sont le Chardonnay, pour les blancs, le Pinot noir et le Meunier, pour les noirs, tous les trois exprimant du jus blanc. La taille est courte. La plantation et la conduite de la vigne sont soumises à réglementation. Le rendement à l'hectare est limité. Des restrictions interviennent au pressurage. Toutes ces mesures ont pour objet de n'obtenir que d'excellents raisins, au détriment le plus souvent de la quantité sur laquelle prime toujours la qualité. Quant au champagne, il ne peut être élaboré qu'en Champagne et par deuxième fermentation en bouteille, sans aucun transfert. Une durée minimum de vieillissement avant expédition est imposée. Les contrôles sont multiples et efficaces.

Pour élaborer le champagne, on procède d'abord à la vinification des moûts comme pour tout vin blanc non mousseux. Les vins des divers crus ainsi obtenus sont mélangés entre eux (« assemblés ») et, sauf pour les millésimés, avec des « vins de réserve » des années antérieures. On obtient ainsi un ensemble harmonieux dont le caractère diffère de ceux de ses composants et les surpasse, tout en permettant au producteur d'assurer la permanence de la personnalité de sa marque. Les vins sont alors mis en bouteille, après addition de sucre et de levures champenoises. Au cours d'une deuxième fermentation, celles-ci transforment le sucre en alcool, avec formation de gaz carbonique qui, contrairement à ce qui se passe durant la vinification, reste prisonnier de la bouteille et formera les bulles que le consommateur verra monter inlassablement dans son verre. La « prise de mousse » s'effectue en cave et dure de huit à dix semaines. Le champagne mûrit ensuite pendant environ trois ans, parfois bien davantage (la durée minimum de vieillissement est fixée à un an après la mise en bouteille, ce qui est peu).

Avant l'expédition, il faut éliminer le dépôt qui a été formé par les levures. Pour ce faire, on le rassemble sur le bouchon en procédant au « remuage » des bouteilles. En fin d'opération, on libère le bouchon et la pression (six atmosphères) l'expulse avec le dépôt ; c'est le « dégorgement ». On « dose » ensuite en mettant dans la bouteille, avant de la reboucher, une quantité déterminée de sucre, croissante selon que l'on veut obtenir de l'extra-brut, du brut, de l'extra-dry, du sec et du demi-sec.

Le champagne n'est pas un vin de garde ; il ne s'améliore pas en vieillissant chez l'acheteur, mais il se conserve bien s'il est maintenu dans la position couchée, à l'abri de la trop grande chaleur et surtout de la lumière, qui lui est extrêmement néfaste. Après ouverture, le gaz carbonique demeure dans la bouteille, à condition de la reboucher aussitôt, avec un bouchon ad hoc (« bouchon-stoppeur »); cependant, lorsque le champagne est offert ou prescrit à un malade, il peut être préférable d'opter pour la demi-bouteille, voire pour le quart.

Le champagne dispense une bienheureuse euphorie, sans laquelle bien souvent les choses ne seraient que ce qu'elles sont. S'il est par excellence le vin de la fête, s'il pétille pour célébrer l'événement, la réussite, il est aussi le compagnon de tous les instants. Dans la solitude, sur un lit d'hôpital, les bulles d'or qui jaillissent par myriades dans le verre apportent la détente et le bien-être. Chaulieu, le premier poète du champagne, l'avait bien noté, en écrivant à la duchesse de Bouillon dès 1700 :

« A l'envi de tes yeux vois comme ce vin brille.
Verse-m'en, ma Phylis, et noie de ta main,
Dans sa mousse qui pétille,
Les soucis du lendemain. »

CHAPITRE II

HISTORIQUE DE L'USAGE MÉDICAL DU CHAMPAGNE

Bien avant que les vins de Champagne fussent devenus mousseux, leur salubrité était reconnue, ainsi que le rôle efficace qu'ils pouvaient jouer dans le rétablissement et le maintien de la santé.

Déjà en l'an 850, Hincmar, archevêque de Reims, conseillait à son ami Pardulus, évêque de Laon, de se soigner en buvant *des Vins d'Epernay et de Mailly*.

A partir du XVIIe siècle, les témoignages sont nombreux. Dans *L'Art de bien traiter*, de 1674, on conseille les vins de Champagne comme *« estant les moins chargeant l'estomach »*. Dans *Pensées, Sentimens, Maximes sur la Santé*, Saint-Evremond les cite comme les meilleurs. Quant à Saint-Simon, il rapporte dans ses *Mémoires* que Duchesne, médecin des fils de France, qui mourut à quatre-vingt-onze ans, *« conserva jusqu'au bout une santé parfaite et sa tête entière en soupant tous les soirs avec une salade et ne buvant que du vin de Champagne »*. Il ajoute : *« Il conseillait ce régime »*. Lorsqu'en 1718 le chanoine Godinot publie son fameux traité sur les vins de Champagne, il écrit que *« de tous les Vins, il n'en est pas de meilleur pour la santé [...] qu'un Vins gris * de Champagne, ou couleur d'œil de Perdrix **. [...] Ce qui doit engager à en faire usage, c'est sa légèreté, qui le fait couler, et passer bien plus vite qu'aucun autre vin du Roïaume. C'est une erreur de croire que le*

---

* On appelait « vin gris » le vin blanc issu de raisins noirs.

** Vin rosé.

Vin de Champagne puisse donner la goutte. On ne voit presqu'aucun gouteux dans cette Province. Il ne faut pas de meilleure preuve ? »

Cependant, depuis 1652, devant le succès grandissant du vin de Champagne, les Bourguignons s'inquiètent de ce concurrent dangereux et les médecins de Beaune s'en font les accusateurs. La faculté de Médecine de Reims riposte. Elle défend vaillamment le vin de sa province, affirmant, preuves à l'appui, qu'il est excellent pour la santé. Ainsi s'établit, sous le nom de « Querelle des vins », un étonnant dialogue, parfois acerbe, qui dure... cent vingt ans ! Entre-temps, en effet, le vin de Champagne était devenu le vin effervescent qui allait être fêté dans toute l'Europe et l'inquiétude des Bourguignons ayant recommencé, le débat avait repris de plus belle, avec cette fois l'intervention des poètes des deux camps, la « querelle » devenant ainsi plus littéraire que scientifique. En 1706, le *Journal des Scavans* du 22 février commente une thèse en latin, *Defensio vini Burgundiani* de l'année précédente, et précise que *« l'Auteur de la Thèse de Rheims, pour montrer que le Vin de Rheims est salutaire, rappelle l'exemple d'un Rhémois âgé de 118 ans »*, ajoutant : *« On oppose ici à cet exemple celui d'un habitant de Beaune tout aussi âgé »*. Dans le numéro du 7 juin de la même année, on rapporte que *« le Vin de Rheims a été célébré dans les Ecoles de Paris en 1677 »*, et que la conclusion de la thèse avait été *« Ergo Vinum Rhemense omnium saluberrimum »* (donc le vin de Reims est de tous le plus salubre).

En 1711, Bénigne Grenan, né à Noyers, en Bourgogne, compose, toujours en latin, une ode sur le vin de Bourgogne. Elle comporte des attaques perfides contre le vin de Champagne, mais aussi un bel éloge dont voici la traduction :

« Jusqu'aux cieux la Champagne élève
De son vin pétillant la riante liqueur.
On sait qu'il brille aux yeux, qu'il chatouille le cœur,
Qu'il pique l'odorat d'une agréable sève. »

L'année suivante, réponse du poète champenois Coffin, qui soutient que le champagne est *« sain et paisible »* et qu'*« il ne fut jamais nuisible »*.

Le 14 mai 1730, Monsieur Jacques, médecin du roi à Epernay,

écrit à Monsieur Helvétius, conseiller d'Etat, médecin ordinaire du roi et premier médecin de la reine, une très longue lettre sur la salubrité du vin de Champagne non mousseux, dont voici un extrait :

« Il est certain que le bon vin de Champagne, blanc, non mousseux, bu avec modération dans sa maturité, et trempé avec plus ou moins d'eau, est la liqueur la plus propre pour conserver la santé, et le seul qui puisse être toléré, ou même conseillé dans plusieurs maladies.

En 1778 enfin, Jean-Claude Navier, docteur-régent de la faculté de Médecine de Reims, défend devant les Ecoles de ladite faculté une *Question sur l'usage du vin de Champagne mousseux contre les fièvres putrides et autres maladies de même nature*. En voici l'essentiel :

« De tous les vins, il n'en est point qui contienne moins de parties tartareuses que le Vin de Champagne ; il n'en est point, par conséquent, qui soit moins propre à porter avec lui les germes douloureux de la goutte et de la gravelle. Il est également démontré qu'il n'en est point de moins incendiaire, puisque la partie spiritueuse s'y trouve moins abondante. Indépendamment de ces qualités précieuses, que le Vin Mousseux partage avec les autres vins de Champagne, il contient de plus un principe particulier que les Chymistes appellent Gas ou air fixe ; principe qui le caractérise essentiellement, principe reconnu aujourd'hui comme le plus puissant antiseptique qu'il y ait dans la nature et pour un dissolvant efficace des pierres humaines, principe qui doit communiquer à la liqueur qui le renferme les vertus dont il est lui-même en possession.

« Le jus délicieux des côteaux champenois réunit donc le double avantage, et de surpasser en agrément tous les autres Vins, ce que l'on ne peut lui contester, et d'être le plus propre à maintenir les lois pleines de sagesse que l'auteur de la nature a établies dans l'oeconomie animale, pour la conservation de la santé et de la vie.

« Le Vin de Champagne a la propriété de diviser les humeurs épaissies, de lever les obstructions, de provoquer les urines, d'exciter l'expectoration, de remédier aux pâles couleurs, d'éloigner les assauts goutteux, de chasser les germes de la pierre et de la gravelle. On

se garantira par son usage des Maladies Epidémiques dont on seroit menacé. »

Ainsi s'éteignait la « Querelle des vins ». Elle avait même eu des échos outre-Manche. En 1775, dans *Observations, historical, critical and medical on the wines...*, Sir Edward Barry avait écrit :

« *Les vins de Champagne sont légers et généreux ; lorsqu'ils ont acquis un vieillissement convenable, ils sont très salutaires. Ils ne donnent ni la goutte ni la maladie de la pierre, comme on le suppose généralement : car parmi les habitants de cette province, on a rarement observé ces désordres, bien qu'ils en boivent libéralement.* »

Quant à Arthur Young, le fameux économiste, il s'est contenté d'écrire dans ses *Voyages en France*, à la date du 7 juillet 1789 :

« *Je suppose que le gaz carbonique est bon pour les rhumatismes; j'en ai eu quelques soupçons avant d'entrer en Champagne, mais le vin mousseux les a absolument bannis.* »

Au fur et à mesure des progrès de la médecine, des praticiens s'intéressent scientifiquement aux effets thérapeutiques du champagne. En 1817, le docteur Loebenstein-Loebel, professeur à la faculté de Médecine d'Iéna et conseiller sanitaire du duc de Weimar, écrit un *Traité sur l'usage et les effets des vins dans les maladies dangereuses*, publié simultanément en allemand et en français. Voici ce qu'on y lit :

« *Au moyen de sa matière sucrée et de son gaz acide carbonique, le vin de Champagne produit un excellent effet de digestion : bu mousseux il décompose les acidités dans les premières voies, il rend le ton à ces organes, et ramène le calme et la gaîté chez les malades tristes et hypocondres. Nous l'employons utilement dans les maladies suivantes :*

« *1° Dans les vomissements idiopathiques provenant d'une affection nerveuse de l'estomac ou du canal intestinal. [...] Dans cette catastrophe si importante nous donnions, toutes les demi-heures ou toutes les heures, un quart ou la moitié d'un verre du meilleur champagne, en augmentant progressivement de deux heures en deux heures, jusqu'à concurrence d'un verre entier. [...]*

« 2° Dans les vomissements symptomatiques des femmes enceintes, lorsqu'ils deviennent affaiblissants et continus, et que l'avortement est à craindre, l'usage intérieur et extérieur du champagne nous a été d'un grand secours.

« 3° Dans les affections calculeuses des reins, [...] souvent même dans les douleurs du calcul de la vessie, nous obtînmes, après l'usage du champagne une diminution des douleurs, et des urines plus copieuses. Mais dans ces maladies il faut l'administrer à fortes doses : on peut commencer par un verre à la fois, que l'on répète quatre à cinq fois par jour, et l'on peut aller jusqu'à trois verres par dose.

« 4° Dans les affections goutteuses chroniques, [...] comme par exemple dans la goutte des pieds, [...] nous avons employé le champagne avec beaucoup de succès. [...]

« Il faut, en traitant ces maladies, faire usage des meilleurs champagnes, et l'on sera encore plus sûr du succès si l'on peut employer celui qui est connu sous le nom d'œil-de-perdrix. »

Toujours en Allemagne, Hoffmann, dans ses *Contes*, fait écho au professeur en démontrant dans *La Maison déserte* que le champagne est un remède souverain contre le mal de tête des jeunes femmes, et dans *Les Mystères* qu'il est une *« médecine salutaire »*, assurant une *« nuit fort tranquille et sans aucun mauvais rêve »*.

Retournons en France avec Joseph Roques, docteur en médecine, qui écrit en 1821 dans sa *Phytographie médicale* que *« le champagne mousseux et tous les vins chargés d'acide carbonique réveillent l'action de l'estomac, excitent les facultés mentales, inspirent l'allégresse et une douce gaîté »*. En 1850, Ferdinand Canu, ex-chirurgien militaire, soutient devant la faculté de Médecine de Paris une thèse sur l'emploi hygiénique du vin dans laquelle il déclare que *« les vins de Champagne mousseux nourrissent, sont diurétiques, apéritifs et stimulants »*. Et en 1856, le docteur Véron, personnalité parisienne connue et grand amateur de champagne, affirme dans *Les Mémoires d'un bourgeois de Paris* que son vin favori est *« un précieux auxiliaire de digestion »*.

Dans la deuxième moitié du XIXe siècle, les œnologues prennent le relais du corps médical. En 1858, Maumené écrit dans son *Traité théorique et pratique du travail des vins* que le gaz carbonique « *favorise la digestion et en rend toutes les suites faciles* ». Et en 1861, dans *La Science du vin*, Luchet précise que le champagne « *est admirablement digestif à cause du gaz acide carbonique qui le sature* » et qu'il « *arrête les vomissements par irritation nerveuse* », ajoutant qu'on l'a « *trouvé excellent contre la fièvre jaune en 1819, à la Nouvelle-Orléans* ». L'emploi que l'on en faisait autrefois dans les maladies infectieuses apparaît aussi dans un article du bulletin *Chine et Belgique* de mars 1909, où l'on peut lire que lors d'une épidémie survenue en Chine, « *le vin était en première ligne pour combattre le choléra, notamment le vin de Champagne* ». On peut citer aussi le *Larousse médical* de 1920, qui précisait que d'après les « *travaux récents de MM. Sabrazez et Mercandier, le vin de Champagne détruit le bacille de la fièvre typhoïde en dix minutes* ». Cette étonnante faculté anti-infectieuse du champagne semble confirmée par l'anecdote suivante que raconte Arsène Houssaye dans ses mémoires :

« *J'avais été la proie d'une terrible fièvre plus ou moins typhoïde ; on me croyait à ma dernière heure. Les mourants ont encore de l'oreille : aussi j'entendis mes médecins décider dans un coin de la chambre que je ne passerai pas la nuit. Quand ils revinrent auprès de mon lit : "Mes amis, leur dis-je, puisqu'aussi bien je vais mourir, vous ne trouverez pas mauvais que je boive une bouteille de vin de Champagne...". Entre onze heures et minuit, quand les médecins revinrent tous les quatre, ils ne furent pas peu surpris de me voir tout prêt à lever le pied. Le vin de Champagne m'avait sauvé...* »

A la fin du XIXe siècle, l'association champagne-santé se développe : le vin aux bulles d'or vient prendre place dans la pharmacopée. Pour annoncer les heureux effets que l'on peut en attendre, il est parfois étiqueté « Clos de Jouvence », « Champagne hygiénique », « Tisane des convalescents » et il se recommande d'autorités médicales. A l'intention des diabétiques, à une époque où le dosage est encore très important, on met sur le marché quelques champagnes très secs comme, en 1889, le « Grand Vin sans sucre » de Laurent-Perrier. Le champagne est dans la pharmacie des établissements hospitaliers des forces armées de différents pays et les médecins militaires font des rapports favorables sur son emploi thérapeutique. Il existe au National Army Museum de Londres deux demi-bouteilles de champagne portant l'indication suivante, en langue anglaise : « Sélectionné par le ministère de la Guerre de Sa Majesté pour les hôpitaux et pour les soldats malades et blessés dans la guerre des Boers. » Au cours de la Première Guerre mondiale, certaines maisons de champagne se disent dans leurs prospectus « fournisseurs des hôpitaux civils et militaires ».

On va même plus loin. On se met à produire des champagnes comportant un médicament, introduit avant le bouchage définitif. On trouve ainsi, parmi les marques déposées en 1898, un « Champagne quinine », un « Champagne au quinquina », un « Champagne bipepsine » et un « Champagne pepsine S.L.F. du docteur Seuvre », disponibles dans les pharmacies. Il existait déjà, depuis 1896, un « Champagne eupeptique » qui se vendait accompagné d'une plaquette intitulée « Les Disepsies et le Champagne eupeptique », dans laquelle un certain docteur Goureau, de Paris, précisait ce qui suit :

« Le champagne eupeptique de Choubry frères contient un gramme de pepsine par flûte, soit par dix centilitres de vin. Il convient de faire remarquer cette forte proportion de médicament actif afin d'éviter l'abus ; aussi la dose d'une flûte après chaque repas est-elle grandement suffisante pour un adulte. Il est à noter que, malgré cette quantité relativement considérable de pepsine, le goût du champagne n'est nullement altéré. »

Plus simplement et sans artifice, le champagne a toujours contribué à maintenir l'homme en bonne santé et nombre de personnalités en ont porté témoignage. En voici deux exemples. Escoffier, cuisinier fameux mais aussi écrivain, raconte dans ses souvenirs qu'ayant demandé à Sarah Bernhardt de lui confier le secret de son étonnante énergie, elle lui a répondu : « *"Le principal élément, c'est la volonté, soutenue par un excellent champagne". Madame Sarah Bernhardt*, précise-t-il, *prenait régulière-*

ment à chacun de ses repas une demi-bouteille de Moët et Chandon, et elle me dit que l'effet de la mousse champenoise agissait sur elle d'une façon merveilleuse ». Quant à Sir Duff Cooper, il a raconté dans *Old Men forget* que dans sa jeunesse si son père, qui était médecin, le voyait prendre un quelconque tonique, il disait : *« Ce dont ce garçon a besoin, c'est d'une pinte de champagne et d'une côtelette de mouton. »*

Un certain nombre de recherches expérimentales ont été faites au XXe siècle sur les effets thérapeutiques du champagne. Citons en particulier celles du docteur Monceaux, dont les résultats positifs ont paru dans *Diététique et nutrition* de décembre 1951 sous le titre *Le vin de Champagne dans la diététique des opérés*, et celle du docteur Guénard, publiées sous le titre *L'utilisation du champagne dans les suites opératoires* et qui ont fait l'objet d'une communication au « Première Congrès du Comité médical international pour la propagande du vin », en 1935. A cette occasion, le docteur Guénard avait fait part de l'utilité du champagne dans les accouchements *« pendant le travail pour combattre la soif et faciliter les efforts »*, ce qui a été confirmé dans une plaquette du docteur Siguret, ancien moniteur d'accouchement de la faculté de Médecine de Paris, intitulée *Effets du champagne après l'accouchement.* L'intérêt que portent les gynécologues au champagne n'est d'ailleurs pas nouveau si on en croit le *Charivari* du 1er mai 1852, journal humoristique il est vrai, mais où l'on peut lire qu'en raison d'une pénurie de champagne consécutive à une mauvaise récolte, *« plus d'un épicier ne consent à en vendre qu'une seule bouteille à une même personne ; pour en obtenir deux, il faut certifier que c'est pour un malade ou une dame dans une situation intéressante ».*

De 1966 à 1969, sous la direction des professeurs Dubois de Montreynaud et Choisy, un groupe de chercheurs de la faculté de Médecine de Reims a étudié les effets du champagne sur la respiration. Du rapport final, il ressort que *« l'équivalent respiratoire qui mesure le volume d'air qui doit passer dans les poumons pour que le sujet absorbe un litre d'oxygène, diminue sous l'action du champagne, ce qui revient à dire que l'on respire plus efficacement. »*

Le champagne, enfin, a été très souvent cité pour ses effets bénéfiques dans les ouvrages que des médecins ont écrit sur les vertus thérapeutiques des vins, notamment dans ceux des docteurs Mauriac (*Le Vin du point de vue médical* — 1903), Eylaud (*Vin et santé* — 1960) et Maury (*Soignez-vous par le vin* — 1974 ; *La Médecine par le vin* — 1988).

C'est donc en permanence et sous diverses formes que le champagne, depuis le jaillissement de ses premières bulles, apporte son concours à la médecine pour le grand bien de l'homme. Comme l'avait fort bien écrit Coffin, le poète de la « Querelle des vins ».

Il n'excite pas de tempête
Dans les estomacs languissants ;
Son feu léger monte à la tête,
Eveille et réjouit les sens.

LE VIGNOBLE CHAMPENOIS

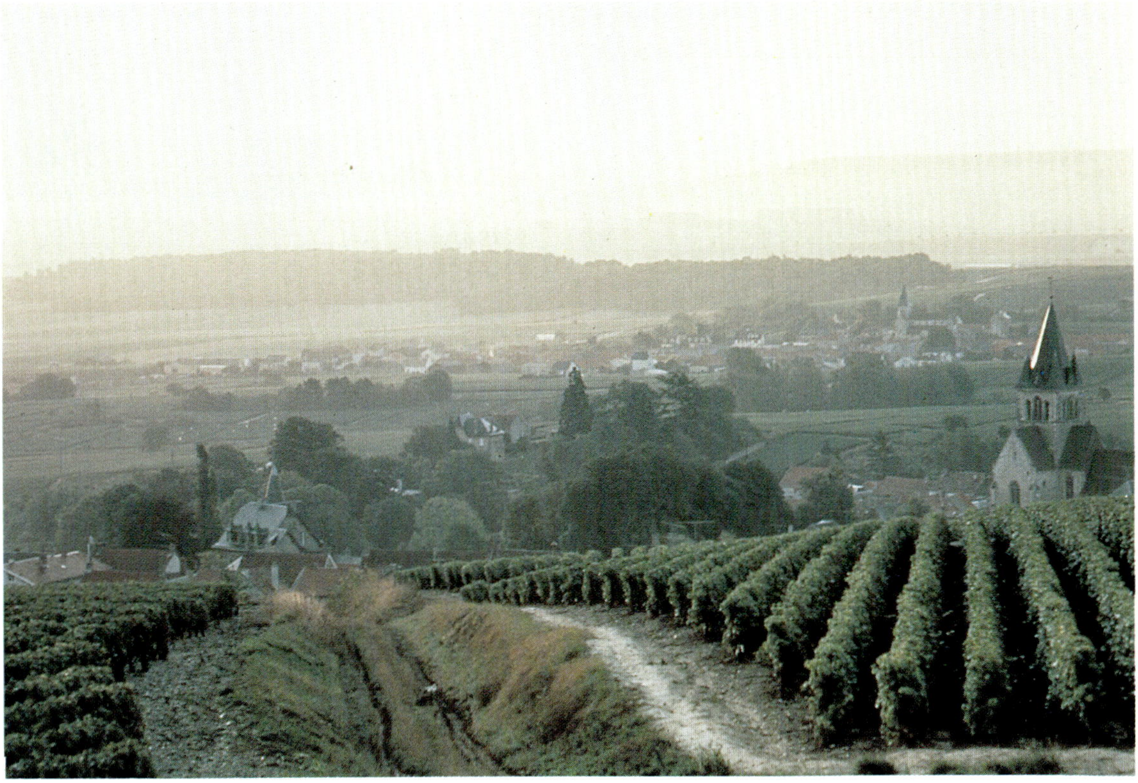

Le vignoble de la montagne de REIMS

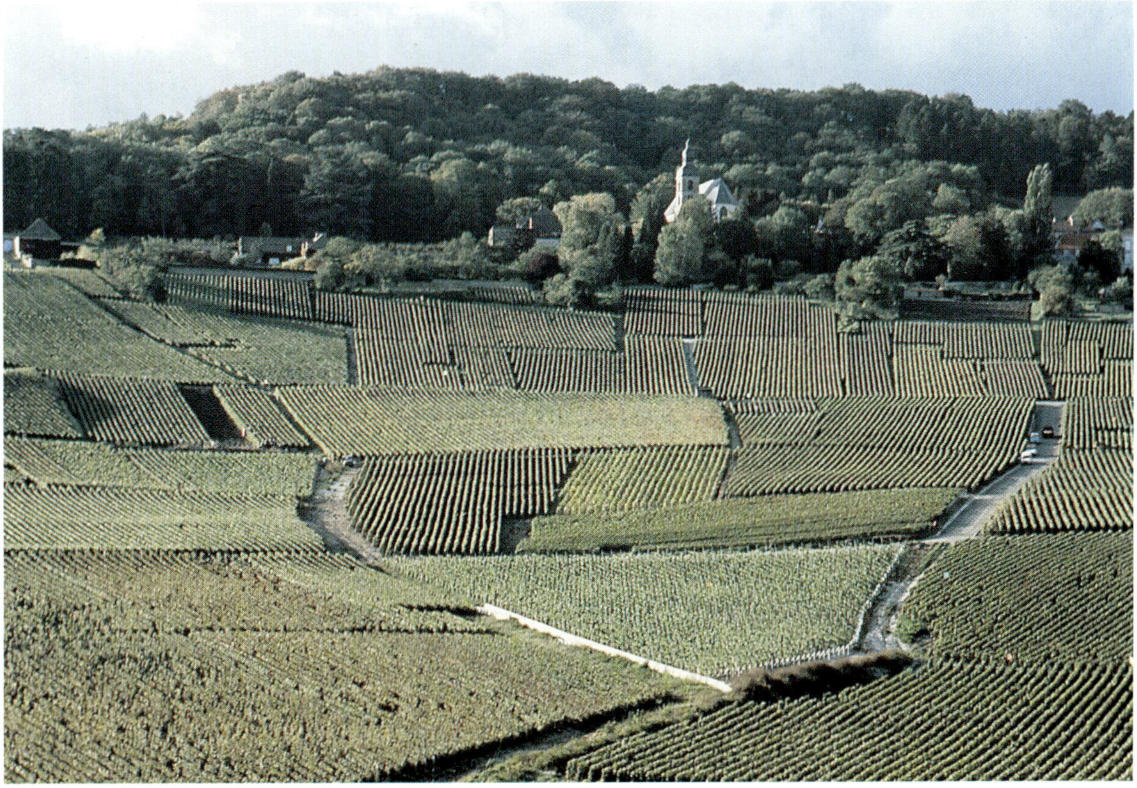

HAUVILLER un des hauts lieux du champagne

LA VIGNE

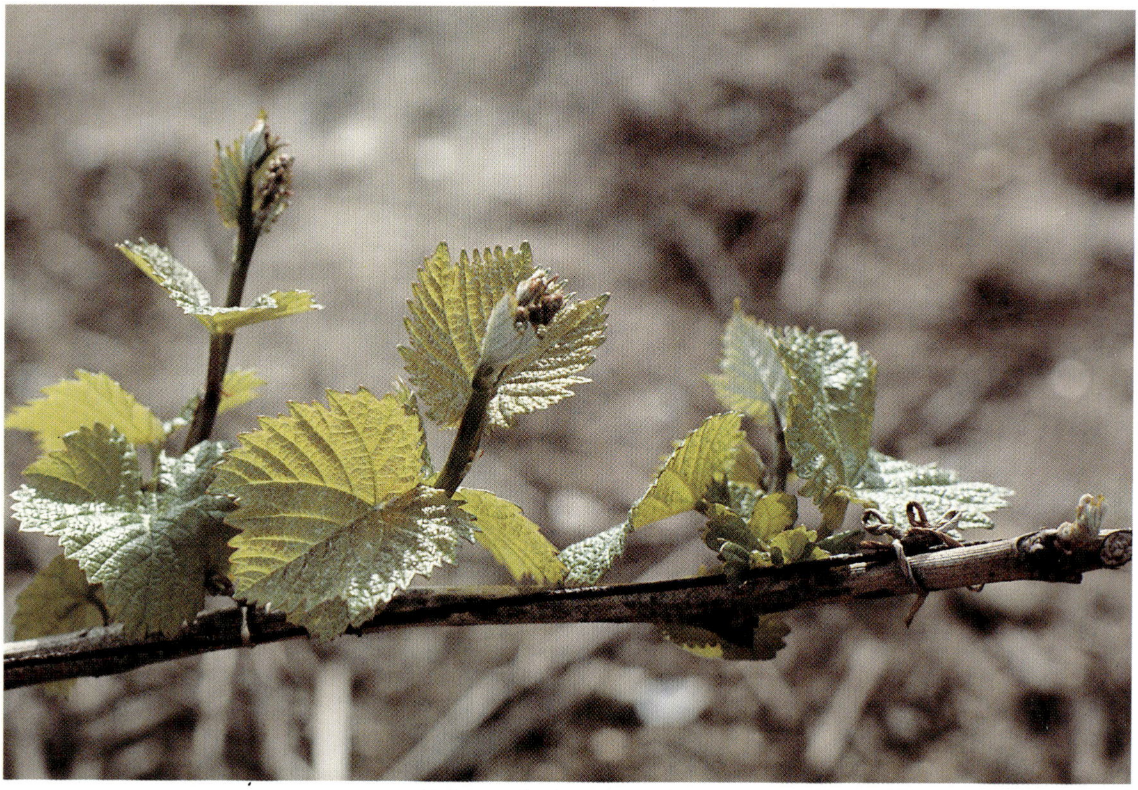

Départ de la végétation

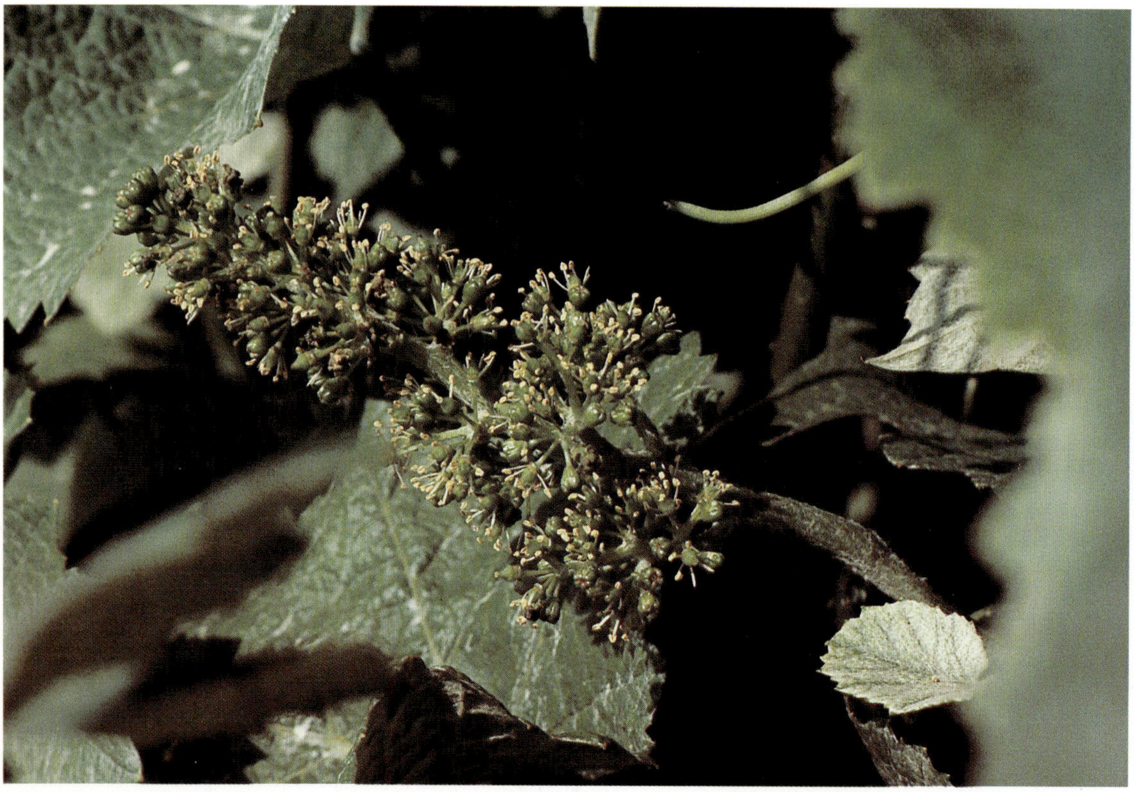

La floraison

LES CÉPAGES

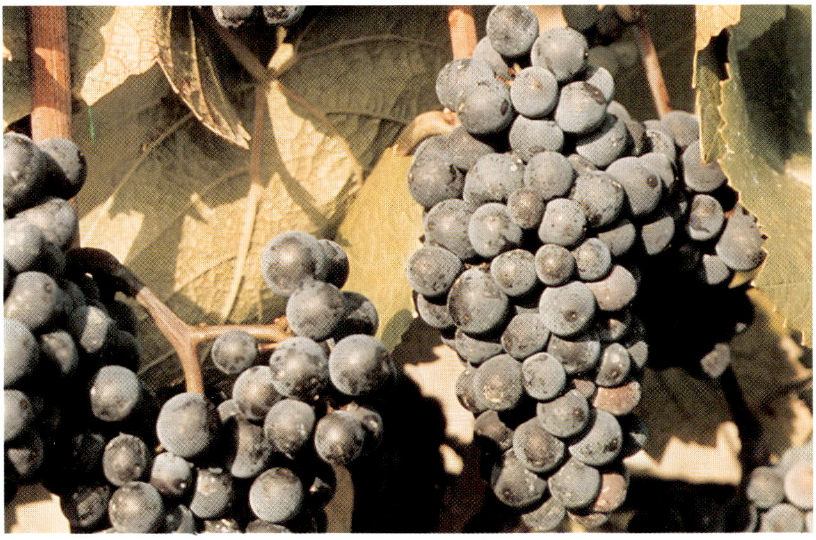

Le pinot meunier

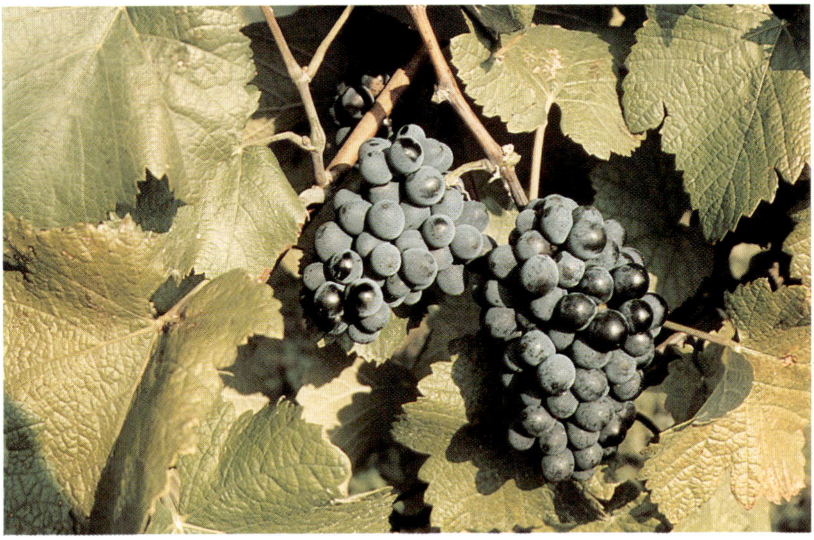

Le pinot noir

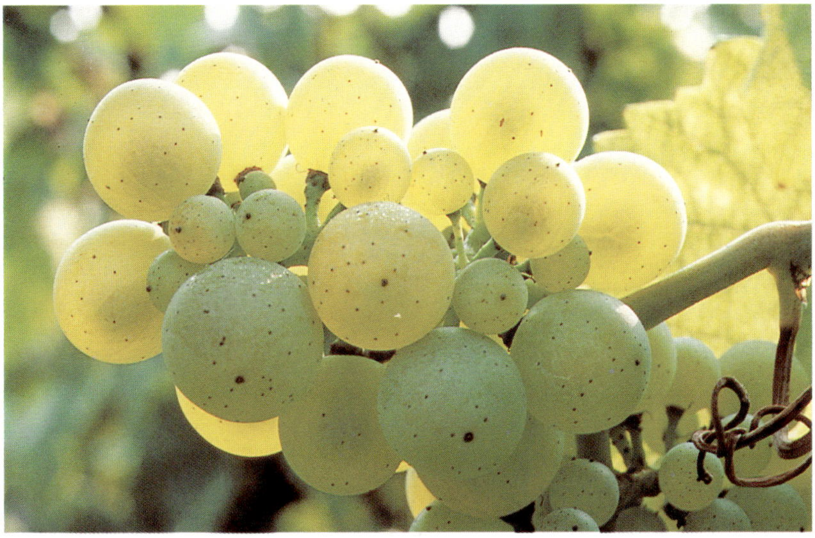

Le chardonnay

LES VENDANGES

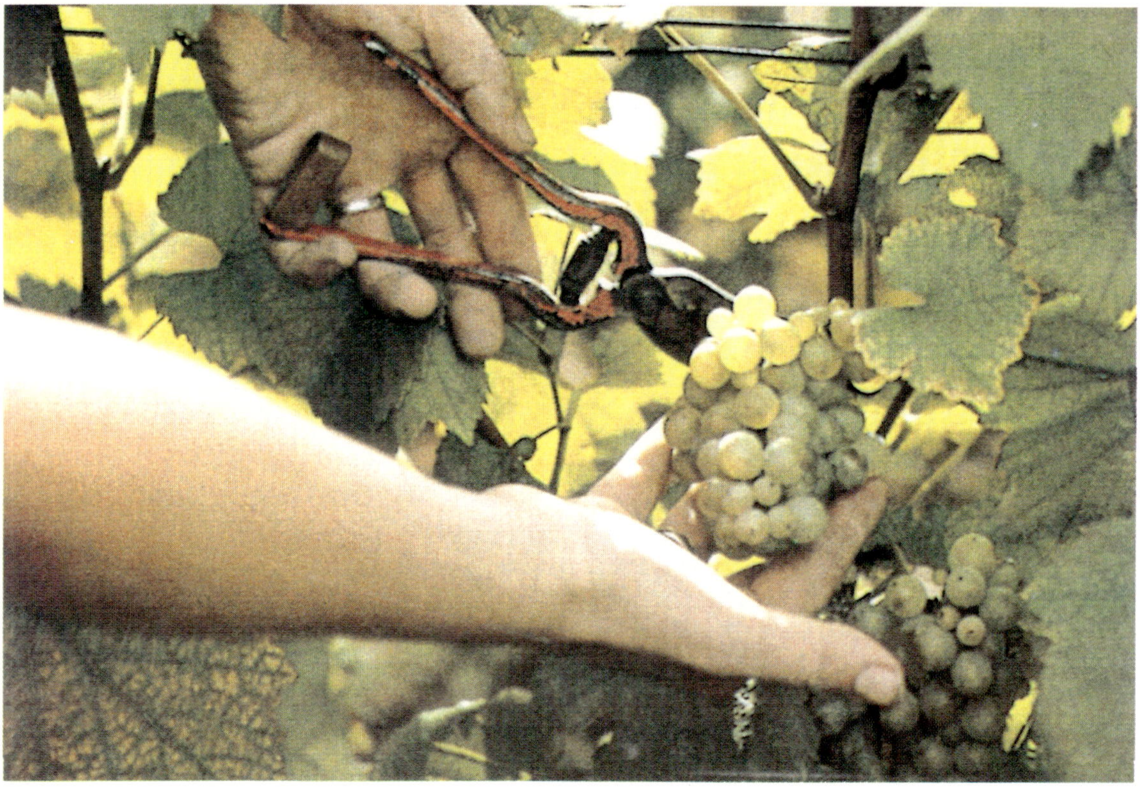

La cueillette du raisin

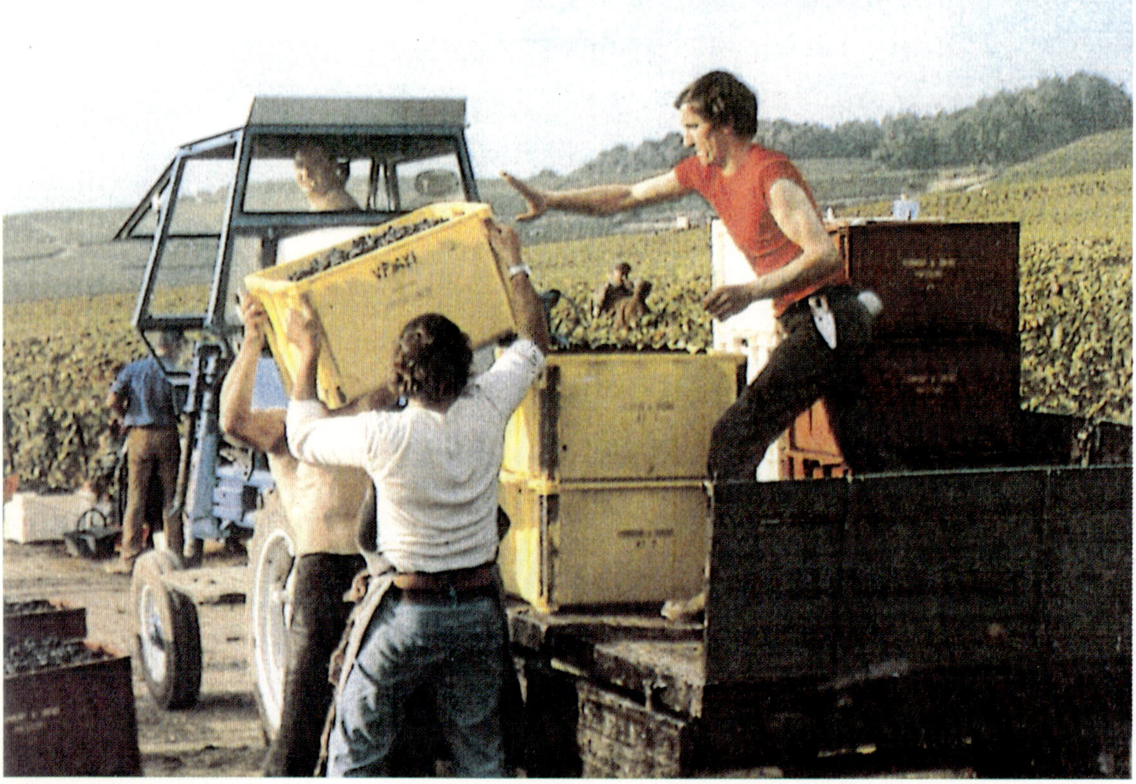

Le transport des raisins

DEUXIÈME PARTIE

BIOLOGIE ET VERTUS MÉDICINALES DU CHAMPAGNE

Dr Tran Ky
Dr François Drouard

INTRODUCTION

Par sa richesse en sels minéraux, vitamines et oligo-éléments ainsi que par la présence des composants organiques élaborés par la vigne et les levures, le champagne constitue à juste titre une boisson vivante dotée d'indéniables propriétés diététiques. Rien d'étonnant donc que la tradition, depuis des siècles, considère ce vin comme l'un des remèdes intéressants, pratiques, sains et sans artifice, susceptibles de soulager certains inconforts survenant inévitablement dans la vie quotidienne.

Thérapeutique déroutante et empirique, sans aucun doute, mais issue du bon sens populaire et de l'expérience vécue au cours des générations. Et comme le constatait Descartes : *« Le bon sens est la chose du monde la mieux partagée »*.

Soigner les maux au champagne, quelle bonne idée ! Cela donne vraiment envie d'être malade. N'est-ce pas là encore une de ces médecines qualifiées de douces, naturelles et parallèles, tellement en vogue au pays de Pasteur ? Toutes les sortes de médecines, quelles qu'elles soient, ont entre elles au moins un point commun : celui de se définir en réaction plus ou moins affirmée contre la médecine expérimentale et scientifique, née voici quelque cent cinquante ans seulement. Alors, ne nous étonnons pas si cette dernière fait l'objet d'autant d'admiration démesurée que de rejet passionné.

A cette médecine moderne qui s'efforce sans cesse de vérifier la valeur mesurable de chacun de ses gestes, on oppose aujourd'hui d'autres médecines moins complexe, sinon plus efficace. Aussi les désigne-t-on par l'adjectif « parallèle », ce qui revient curieusement à dire qu'elles sont parallèles à une vraie médecine.

En réalité, l'humanité ne saurait inventer une seule médecine : on connaît des ethnomédecines, des médecines traditionnelles, des médecines populaires... qui avaient déjà soulagé l'Homme souffrant depuis la nuit des temps. De nombreuses façons de soigner ont d'ailleurs toujours existé et coexisté. Leur diversité varie selon les écoles, les époques, les cultures et les techniques disponibles qui les ont inspirées.

Consciente de ses limites et de son humble origine, la médecine expérimentale ne prétend certes pas être la seule à jaillir du cerveau de l'homme. Toutes ces querelles sont donc stériles, et il n'y a au fond qu'une seule Médecine au service de tous. Ainsi, la micro-analyse permet aujourd'hui de mieux étudier la composition de ce vin, jusqu'à l'échelle moléculaire même. Sans le vouloir, ces connaissances nous ouvrent la voie vers la synthèse. Nous sommes désormais en mesure de comprendre comment agissent les constituants du champagne dans le labyrinthe de notre corps, expliquer aussi bien ses avantages que ses inconvénients sur tel ou tel symptôme. Et cela, sans dogmatisme ni passion. Paradoxalement, au stade actuel des recherches en biologie, la science moderne et la tradition, loin de s'opposer, se complètent et s'harmonisent. Il est émouvant de constater que ce que nous savons aujourd'hui, grâce à la technique, était déjà en germe dans le cerveau de nos courageux ancêtres qui n'avaient que leurs sens et leur réflexion pour observer et analyser. Notre biologie moléculaire peut à présent percer le mystère de la plupart de leurs hésitantes expériences, déchirées entre le doute et l'espoir. Par-delà les siècles, nos lointains aïeux nous ont tendu la main. Sans triomphalisme, ni complexe de supériorité, nous commençons à comprendre les raisons qui les ont conduit à se servir de tel ou tel moyen dont ils disposaient pour soulager leurs maux. Ils ne se sont guère trompés d'ailleurs, pas plus que nous en tout cas. Evidemment, leurs tâtonnements balbutiants nous paraissent dans bien des cas puérils et risibles. Mais les rares succès qu'ils obtinrent, après de multiples essais, furent aussitôt repérés, répétés, adaptés à d'autres situations par des recherches successives, transmises aux générations futures qui les perfectionnèrent davantage. Depuis le chaudron des sorcières jusqu'à nos éprouvettes, une quête patiente et assidue se perpétue, malgré les obstacles et les tourments de toutes sortes. Et ce sont ces rares cas réussis que nous pouvons aujourd'hui vérifier, à la lumière des résultats fournis par nos appareils aux précisions incomparables.

En plus de leur valeur esthétique, culturelle et historique, ces médecines de jadis ont aussi quelque chose à nous apporter. Ne sommes-nous pas leurs enfants prodiges ? C'est pourquoi, chercher à les comprendre est plus qu'un devoir, c'est une véritable rencontre avec nos racines. *« Les autres, hélas ! c'est nous »*, nous enseigne Bernanos.

A présent, la science moderne prend conscience du fait qu'aucune médecine ne l'emporte sur les autres, mais simplement, que toutes convergent vers un même but : supprimer la souffrance, tout en préservant leur individualité ; *« L'avenir, c'est aussi l'autre »*, insoupçonnable et incontournable.

Continuer à nous soigner comme au temps de Molière serait évidemment aberrant. Cette tradition séculaire mérite cependant notre estime et notre curiosité. Elle n'est certes pas toujours efficace, mais notre médecine non plus. Pour les ennuis mineurs de santé, cette thérapeutique populaire est au moins pratique, à la portée de tout le monde, facile à appliquer, et ne comportant aucun effet nuisible, à condition de ne pas en abuser. D'autre part, son emploi, modéré bien entendu, ne contre-indique nullement le recours à d'autres formes de traitement, mais contribue à rétablir la confiance nécessaire et une ambiance plus agréable.

Comme la nature humaine est infiniment complexe, un symptôme si banal et si bénin soit-il, peut fort bien en dissimuler un autre, voire révéler la face cachée d'un mal préoccupant. Un petit rhume traduit parfois une sinusite grave. Un manque d'appétit peut même être la seule expression d'une tumeur de l'estomac... A l'inverse, diarrhée et maux de ventres violents se manifestent lors d'une indigestion, après un plat copieux de « pommes frites » par exemple. C'est souligner ici que cette médecine de toujours soulage avec efficacité bien des maux simples, passagers et sans lendemain, mais reste naturellement impuissante devant une menace sérieuse. Persister dans cette foi ou attitude serait une erreur regrettable, surtout à notre époque où les bilans approfondis et les traitements énergiques sont choses courantes et arrachent à la mort bien des vies autrefois condamnées. Mais il y a inévitablement l'envers de la médaille. C'est pourquoi, tout est problème d'indication et de cause. La recherche de la complémentarité nécessite la compréhension des autres. Dans ce sens, l'étincelle venue d'ailleurs nous guide aussi dans l'obscurité.

Comment agit le champagne sur notre organisme ?

Avant de répondre à cette question il convient de noter qu'il y a le champagne et le « mousseux », trop souvent abusivement appelé champagne. Et n'importe qu'elle mixture de gaz, de sucre et d'alcool ne peut prétendre à ce titre de noblesse. Il faut donc, avant tout, se méfier des « prétendus tels ». Les imitations existent et, surtout à l'étranger les soi-disants champagnes sont innombrables.

Un bon champagne ne fait pas tourner la tête quand on en boit seulement un verre dans un but purement thérapeutique. La dose journalière est de deux flûtes par jour, une à chaque repas. Il ne sert à rien d'en abuser, ce qui est d'ailleurs déconseillé si l'on recherche uniquement ses vertus médicinales. L'excès lui ferait perdre alors toutes ses propriétés bénéfiques. C'est pour cette raison que ce vin est manié comme un remède homéopathique afin d'éviter la démesure. Il est à cet effet préférable de choisir une demi-bouteille dont la contenance est de 0,375 l. Après avoir versé un verre, le reste peut être hermétiquement bouché et gardé au froid.

En raison de sa composition complexe, le champagne agit par trois voies différentes qui finalement convergent vers un même but. Sa teneur en éléments minéraux explique sa place en oligothérapie. D'autre part, la présence et l'interaction de ses multiples constituants organiques font que ce vin est aussi doté d'effets homéopathiques. Certains considèrent enfin que ses essences d'origine végétale produisent des propriétés médicinales semblables à celles issues de l'aromathérapie.

Si les vertus médicinales de certains vins ont, au cours des temps, connu des périodes plus ou moins longues d'enthousiasme et d'oubli, c'est parce qu'à toutes les étapes de l'histoire, on a cru avoir trouvé la panacée devant quoi tous les autres remèdes devaient s'effacer. Une fois de plus, les recherches en cours les font sortir de l'ombre. Il ne faut certes pas que cette réhabilitation entraîne l'abus ou l'euphorie. L'interprétation doit être mesurée et nuancée, c'est la garantie indispensable pour apprécier les vertus du champagne. *« Il faut user de l'infini comme de tout, avec mesure »*, cette sagesse que nous enseigne Jean Sarment s'applique également dans ce domaine.

Depuis quelques années, cette médecine ancestrale connaît un regain de faveur, elle le doit en effet aux nombreux travaux publiés indirectement sur son compte : l'étude génétique et phytochimique des cépages, la biologie des levures, la technologie de la champagnisation, l'analyse détaillée de la composition de ce vin... Toutes ces connaissances viennent confirmer, chaque jour un peu plus, le bien-fondé des notions traditionnelles découlant de l'expérience vécue des générations précédentes. Comment ne serions-nous pas saisis d'admiration et frappés d'humilité en découvrant aujourd'hui leur quête patiente et obstinée dans toutes les directions. Nous avouons sincèrement qu'au fond elles n'avaient pas tellement tort et que bien des principes de base, établis par leur déduction à partir de l'empirisme, trouvent des applications journalières dans nos hôpitaux modernes : tel l'emploi des vitamines, des oligo-éléments, du sérum glucosé...

Le problème primordial du champagne, tout comme celui des autres vins, réside surtout dans la présence de l'alcool. Or, la molécule de l'alcool éthylique, semblable à certains médicaments employés dans l'anesthésie, possède une double action à effet contraire. A faible dose, elle est euphorisante par la stimulation qu'elle exerce au niveau du cerveau. Sous son effet, la plupart des cellules nerveuses déchargent alors leurs hormones (les neurotransmetteurs). Cette sécrétion nerveuse peut même devenir anarchique au fur et à mesure qu'augmente la dose absorbée. La réaction varie d'ailleurs d'un individu à l'autre.

Pour obtenir un effet bénéfique, ce vin, en tant que remède, doit être administré avec prudence et parcimonie. En général, un verre suffit pour que se manifeste la vertu médicinale recherchée. Avec deux verres pris successivement, la décharge des neurohormones tend à devenir désordonnée. Tandis qu'une dose encore supérieure risque de vider rapidement les fragiles cellules du cerveau et d'entraîner immanquablement fatigue et dépression, à la fois psychologique et intellectuelle.

Vu sous l'angle de la neuro-physiologie, le champagne agit

donc comme un véritable oligo-élément. Rien d'étonnant qu'il ne serve à rien d'en boire beaucoup pour espérer le maximum d'effets bénéfiques : c'est même l'inverse qui se produit.

Sachons que ce vin ne contient pas uniquement de l'alcool éthylique, lequel n'est qu'un de ses innombrables constituants. Les autres substances qui s'y trouvent dissoutes (des centaines de familles de dérivés végétaux et d'acides organiques...) se manifestent également à dose homéopathique. Les mécanismes complexes de ces molécules qui sous-tendent leur effet thérapeutique ne sont que partiellement élucidés. Nous savons que certains de ces effets sont spécifiques au niveau d'un organe ou d'un tissu. D'autres au contraire agissent de façon globale. C'est pourquoi, cette étude ne cerne que ce que nous réussissons à appréhender, dans le but de déterminer l'effet bénéfique du champagne, tout en nous dissuadant d'emprunter les pentes glissantes où nous guettent l'ivresse et l'intoxication. A la lumière des travaux actuels, l'objectif de ce livre consiste donc à définir aussi exactement que possible son action biologique, le pétillant breuvage champenois étant considéré ici comme un remède traditionnel et non comme le vin, tant apprécié et aimé, témoin de nos moments de joie et de bonheur.

Les observations courantes, les exemples historiques et culturels abondent dans la littérature et constituent d'intéressantes illustrations de cette tradition. Toutes les médecines anciennes attachaient beaucoup d'importance à la notion de « terrain individuel ». Relatant l'épidémie de peste qui dépeupla Athènes en l'an 429 avant notre ère, Thucydide nota déjà que la maladie semblait choisir ses victimes sans qu'on pût savoir comment. Les uns tombaient, en dépit de toutes les précautions prises pour éviter la contagion. Les autres, qui pourtant ne craignaient pas d'approcher les malades et les mourants, demeuraient en bonne santé. Telle fut la première observation sur cette inégalité devant la contagion. Cette description objective devait conduire plus tard à la notion de « terrain ». De même qu'un sol se révèle plus ou moins propice à la croissance de tel végétal, de même chaque individu est plus ou moins vulnérable à telle maladie.

Au cours des siècles, les observations de ce genre se sont accumulées tout en se diversifiant. Chaque grande épidémie a donné l'occasion de confirmer ce qu'avait dit cet historien grec de l'Antiquité. Les inégalités individuelles devant telle ou telle manifestation pathologique ont alors suscité des théories à caractère philosophique. C'est ainsi que la maladie, pour Hippocrate, résulte d'un déséquilibre des humeurs, déséquilibre qui engendre des effets différents suivant le « tempérament » de chacun, en même temps qu'il agit sur ce tempérament. On peut voir dans cette lointaine théorie humorale la préfiguration de l'immunologie moderne, en tant qu'ébauche du terrain génétique de l'individu. Notre langage quotidien garde encore de nos jours l'empreinte de cette doctrine antique. Nous pouvons être « de bonne ou de mauvaise humeur », « nous faire de la bile », « avoir un tempérament sanguin ou mélancolique » (du grec « mélanè kholè » signifiant « bile noire »). Outre le tempérament individuel, la médecine traditionnelle prend en compte les habitudes alimentaires, le climat ; ce que nous appelons aujourd'hui l'environnement physique et socio-culturel. Ces influences forment la constitution du malade, concept qui s'enrichira plus tard en intégrant les particularités morphologiques et psychologiques.

Dans cette longue quête de la connaissance, l'erreur est inévitable, mais, quelle que soit la médecine pratiquée, l'atout majeur demeure toujours la possession d'un sens aigu de la critique et de l'observation. *« Le doute est le commencement de la sagesse. »* Ce conseil de Diderot s'applique à toutes les écoles de médecine afin d'éviter la sclérose et la stagnation.

Nous avons vu dans la première partie de cet ouvrage que, par ses qualités diététiques et organoleptiques, le champagne a toujours été considéré à la fois comme un remède domestique et comme un vin exceptionnel. Son mérite, indéniable, provient de l'équilibre de sa composition physico-chimique, soigneusement et longuement élaborée. En effet, son pH est très faible, c'est un vin acide qui même quand il est trop vert, n'irrite pas l'estomac, si fragile soit-il. Sa teneur en gaz carbonique provient uniquement de la seconde fermentation, bien différente de celle de certains vins mousseux brutalement conditionnés par la gazéification artificielle. Dans le champagne, ce gaz carbonique se dissipe naturellement et, chose curieuse, se montre même capable de soulager les personnes qui se plaignent de ballonnements répétés. Bien entendu, comme dans tous les vins, les substances nuisibles existent, mais elles sont seulement présentes à l'état de traces, ne manifestent pas leur toxicité et sont rapidement éliminées, tant que le champagne est consommé avec modération. Ainsi, en raison de sa richesse en éléments nutritifs et salutaires, il est logique que la tradition ait depuis longtemps adopté le champagne, non seulement comme un complément diététique, mais aussi comme un remède pratique et accessible. Et cela probablement depuis qu'il existe. Durant des siècles, il a occupé une place honorable dans la pharmacopée populaire. Tombé dans l'oubli depuis l'avènement de la médecine moderne, il n'est pourtant pas délaissé par le « bon peuple » reconnaissant qui l'a toujours respecté et aimé comme un ami fidèle. Paradoxalement, le progrès de la biologie nous permet aujourd'hui de porter un regard nouveau sur ce compagnon dévoué, de mieux comprendre son mystère à l'échelle des enzymes et des oligo-éléments.

En fait, la santé est un bien précieux. La thérapeutique évolue au fur et à mesure que progressent nos connaissances, sans oublier qu'elle doit s'adapter à chaque cas. Pour lutter contre un mal, il est aussi nuisible de frapper trop fort que pas assez ! Il n'y a au fond pas de méthode miracle, parce que chaque cas constitue un cas particulier. La santé peut se trouver menacée en de nombreuses circonstances, et si certaines perturbations prennent naturellement un tour positif, d'autres en revanche demandent à être prises au sérieux. Pratiquer un bilan devient alors un réflexe de bon sens. Cela signifie qu'il n'y a, pour être efficace, que des méthodes vérifiables. Le reste n'est qu'une querelle d'écoles. Tout remède traditionnel n'est pas forcément inefficace ou à rejeter. Il faut savoir cependant, à quel niveau d'objectivité on entend se situer.

CHAPITRE I

AÉROPHAGIE

Les gens bien élevés parlent de renvoi, d'éructation, d'aérophagie..., tandis que le peuple préfère appeler un chat un chat, et dit tout bonnement roter ou, mieux, faire des rototos. C'est plus pittoresque et plus explicite. Dans l'ensemble, il est d'usage d'éviter soigneusement ces expressions choquantes, mais il arrive pourtant qu'un roi les utilise et les rende même encore plus vivantes par des démonstrations qui étonnent les bonnes manières de la cour, comme le relate ce passage de Patrick Grainville dans *Les Flamboyants* : « *Je fais des rototos ! mes loyaux sujets ! remarqua le roi non sans illustrer son assertion d'un écho truculent et caverneux jailli du ventre... Tu ne ris pas de mes rots ? s'étonna le roi en regardant William.* »

La régurgitation des gaz de l'estomac par la bouche est un acte tout à fait physiologique permettant de soulager l'estomac distendu. L'anormal, ce n'est pas de roter, mais de ne pas pouvoir le faire. Dès lors, lourdeurs et gonflements pourraient fort gêner la victime jusqu'à la terrasser par l'étouffement, comme cette malheureuse personne que Paul Claudel essaya de soulager par une gorgée de champagne : « *Lina Beillans, atteinte d'aérophagie, ne peut ni parler, ni voir, ni se coucher, ni s'asseoir. Elle passa sa vie debout comme une stylite...* »

A part les bébés qui, après la tétée, font des renvois d'air que guettent attentivement toutes les mamans, dans notre société les règles du savoir-vivre nous interdisent de pratiquer ces éructations en public, bien que cela soit hautement salutaire au ventre, et la pudeur exige même que l'on évite autant que possible les mots susceptibles d'évoquer cet acte considéré comme indécent. Car comme le dit Molière :

« C'est le retranchement de ces syllabes sales,
Qui, dans les plus beaux mots, produisent des scandales... »

Les Femmes savantes

Ainsi ne suffit-il pas toujours d'écarter l'acte dégoûtant, encore faut-il essayer de le masquer, de le farder et de le parfumer dans de somptueuses périphrases, lorsqu'il est vraiment nécessaire de l'évoquer. Roter est en réalité un acte hautement culturel. C'est même dans certains pays une politesse à rendre obligatoirement quand on a la chance d'être un invité d'honneur. Flaubert se plaignait de cet ambassadeur peu courtois et ignare qui *« ne pouvait manger avec les Turcs, parce que les Turcs vous rotent au nez ».*

Quand on se trouve comme Raymond Roussel sous les climats chauds et humides pendant les heures de sieste en Afrique équatoriale, c'est même le seul moyen pour s'assurer d'une bonne digestion, surtout après avoir ingurgité un gigot bien relevé au piment : *« De temps à autre elles laissaient échapper par leur bouche, largement ouverte, de formidables renvois qui, bientôt, se multiplièrent avec une prodigieuse rapidité. Au lieu de dissimuler ces bruits répugnants, elles les faisaient épanouir avec force, paraissant rivaliser par l'éclat et la sonorité à obtenir. » (Impression d'Afrique.)*

Après chaque repas, le volume des aliments ingérés augmente dans la cavité de l'estomac et distend la paroi de cette poche. Il existe parfois des estomacs atones, flasques, qui peuvent se dilater démesurément. On parle alors de « ptose gastrique », une notion newtonienne aberrante laissant croire que l'estomac chute comme une pomme qui tombe de l'arbre ! En réalité, il s'agit d'une simple dilatation de la poche gastrique, dont la paroi musculaire a perdu son efficacité contractile. C'est souvent ce genre d'estomac paresseux qui génère des éructations. A l'opposé, il existe aussi des spasmes gastriques responsables de temps à autre d'une petite crise de rots et de hoquets. En général, le fait de pouvoir expulser les gaz venant de l'intérieur soulage aussitôt et fait cesser progressivement les hoquets.

Manger trop ou avaler trop vite déclenche fréquemment une vidange gastrique plus importante à travers la porte de sortie qu'est le pylore. Mais, lorsque l'aliment arrive en grande quantité et de façon brutale dans le duodénum (le début de l'intestin grêle qui fait suite à l'estomac), un réflexe se produit immédiatement pour bloquer la vidange en amont, par le verrouillement automatique des valves du pylore. Tout se passe comme si l'intestin ne désirait pas être débordé dans son travail, et imposait à son tour la modération à la vidange de l'estomac. C'est aussi au cours d'une telle situation, à la suite de la fermeture de la sortie pylorique, que se produisent les renvois indésirables.

D'autre part, la composition de l'aliment influence également la vitesse et l'importance de son évacuation. Un aliment indigeste, trop gras, trop cru ou mal mastiqué, fait souvent l'objet d'une véritable expulsion massive durant l'heure qui suit son ingestion, un blocage prolongé du pylore se produit ensuite. C'est alors qu'apparaissent les sensations de pesanteur et les envies d'éructer. C'est justement le cas de ce malheureux qui a ingurgité trop vite et trop abondamment : *« On criait déjà à l'indigestion de truffes, quand la nature vint au secours du patient. M. Simonard ouvrit sa large bouche, et éructa violemment un seul fragment de truffe qui alla frapper la tapisserie... » (Physiologie du goût).* Brillat-Savarin a raison, c'est bien grâce à ce renvoi providentiel que notre gourmet et gourmand a pu éviter de longues heures d'inconfort.

Il semble que le nœud du problème réside dans le fonctionnement correct de la porte de sortie responsable de la vidange. Curieusement, quand l'estomac est à jeun, le pylore reste ouvert ou entrouvert, si bien que l'air gastrique le franchit sans problème et que les éructations sont dans ce cas beaucoup plus rares. Mais, dès que la première bouchée gastrique pénètre dans le duodénum, le pylore se ferme aussitôt. Les ondes péristaltiques ont beau venir le solliciter, elles se heurtent à un verrouillage encore plus serré ! Le rôle de cet anneau pylorique, dont la structure est composée de fibres musculaires circulaires et longitudinales, a pour mission de veiller sur la quantité autorisée à pénétrer dans l'intestin.

En fait, le pylore ne fonctionne pas comme un organe autonome, mais comme un élément du complexe estomac-pylore-duodénum formant un tout pour régler le rythme de la digestion sans provoquer de surmenage. Très fréquemment, la porte de sortie peut rester ouverte bien que l'estomac soit plein. Malgré cela, l'aliment ne franchit cette porte que par petites giclées intermittentes. Tout se passe comme si l'estomac, connaissant la capacité de travail de la partie en aval, faisait confiance au mécanisme de vidange pour doser l'écoulement, selon un rythme harmonieux.

Chez une personne qui absorbe plusieurs apéritifs, il se produit même un aller et retour étrange entre l'aval et l'amont. L'estomac, rempli de liquide, souvent alcoolisé, expulse le contenu vers le duodénum qui ne peut en admettre qu'une partie infime et refoule le reste vers la cavité gastrique. Dès lors, il ne faut plus s'étonner que les renvois soient si fréquents après deux ou trois bières par exemple.

Que se passe-t-il si un verre de champagne a été absorbé pour aider le travail de l'estomac ? Les alcools supérieurs présents diffusent rapidement à travers la paroi gastrique et pénètrent dans le milieu sanguin, sans avoir besoin de franchir la porte de sortie. Près de 40 % des substances volatiles du vin sont ainsi absorbées dès les dix premières minutes, à condition que l'intéressé ne boivent qu'un seul verre. Car au-delà de cette dose, c'est l'effet inverse qui se produit. D'autre part, une partie des substances minérales et des sucres du raisin est aussi exploitée sur place pour renforcer le travail de l'estomac fatigué. Au tout début, l'amplitude des contractions chasse l'excès d'air par la bouche et soulage la distension. Les fibres musculaires reprennent ensuite leur force et travaillent avec plus de coordination. Il semble que ce soit surtout le fonctionnement discordant entre l'amont et l'aval qui soit à l'origine de ces renvois.

La sensation bénéfique ressentie par le sujet qui boit modérément du champagne n'accélère pas en réalité la vidange comme on le croyait, mais harmonise l'ouverture du pylore face aux ondes péristaltiques qui arrivent par vagues de la partie supérieure de l'estomac. Apparemment, l'effet favorable du champagne sur l'aérophagie est bien plus net quand il est absorbé pendant ou après le repas. Il dépend aussi de la composition de ce dernier. En revanche, une dose excessive d'alcool paralyse immanquablement le fonctionnement délicat de ce complexe et bloque la porte de sortie. Il est donc faux de dire que l'on peut boire à volonté, fût-ce le meilleur des vins, pour faire passer l'aérophagie.

Les chercheurs nous ont aussi démontré que la présence de gaz dans la boisson absorbée ne semble pas avoir une influence quelconque sur le rythme de vidange. Cela permet d'infirmer la croyance selon laquelle le gaz carbonique du champagne aggrave l'éructation. Ce gaz participe au contraire à la stimulation de la contraction gastrique.

Selon le biorythme du tube digestif, la vitesse de vidange varie sensiblement du matin au soir. Chez presque tout le monde, l'estomac évacue deux fois plus lentement le soir que le matin. Ce phénomène est dû aux cycles de sécrétion hormonale obéissant au cycle de 24 heures, il explique aussi pourquoi les éructations sont beaucoup plus fréquentes la nuit pendant la digestion. Logiquement, c'est le moment propice pour administrer une flûte de champagne qui calme efficacement en quelques minutes. Une « roteuse » pour soulager le rot, c'est à la fois inattendu et original.

Des recherches récentes ont mis en évidence qu'il peut exister, parfois, un foyer de commande apparu à la partie inférieure de l'estomac. Ses ondes parasites brouillent alors celles venues d'en haut et finissent par désorganiser la cadence de la vidange. L'estomac se met à travailler à tort et à travers et, souvent, se dilate jusqu'à gêner la respiration.

Chaque fois qu'il digérait mal, Proust souffrait terriblement de pesanteur gastrique et de pénibles renvois. Pour combattre ces crises, on lui conseillait de prendre un peu de champagne. Huysmans adorait aussi ce remède, peut-être un peu trop d'ailleurs quand il chanta : *« Ah ! ces flonflons gazeux qui pétillent dans les flûtes en cristal... » (La Cathédrale.)*

Roter n'est ni une manie ni une histoire d'air accumulé dans la poche gastrique. Cet acte résulte d'un dysfonctionnement de la vidange de l'estomac, laquelle comme nous l'avons vu, repose sur un mécanisme fort complexe. On peut se demander pourquoi il faut tant de nerfs, d'hormones et d'organes pour assurer la régulation de la sortie des aliments. C'est parce que notre estomac tient ici un rôle de chef d'orchestre consistant à imposer à l'intestin un débit régulier et à contrôler les calories. Nombreuses sont, en effet, les personnes qui se plaignent d'avoir la sensation d'un estomac plein plusieurs heures après la fin du repas. Cela provient d'un mécanisme de discordance associé à un blocage plus ou moins prolongé de l'évacuation gastrique. Cet inconfort résulte généralement d'une surcharge alimentaire et d'un excès de matière grasse. Vu sous cet angle, le rot constitue une véritable sonnette d'alarme tirée par le duodénum « saturé », dès l'arrivée des premières bouchées à traiter. Mais l'estomac est aussi aux aguets et sait parfaitement évaluer la quantité de la charge qui le remplit.

Il est heureux de constater que cette gêne, si pénible soit-elle, peut être rapidement effacée par les composés salubres du champagne, qui rappelons-le, n'agit qu'à dose thérapeutique, c'est-à-dire modérée et prise au moment adéquat : une flûte de trop fait souvent plus de mal que de bien.

L'alcool éthylique présent dans la boisson n'intervient absolument pas ici. Il est donc faux de croire qu'un apéritif fortement alcoolisé aide à mieux digérer (voir Annexe page 195).

Les recherches modernes sur la physiologie apportent aujourd'hui la preuve que le champagne est réellement, à dose modérée, une boisson salutaire au fonctionnement terriblement délicat et complexe de notre tube digestif. L'interaction des multiples artisans de la digestion n'est jamais gratuite et doit s'accomplir sans cesse. Il convient de remarquer que par sa finesse ce vin est presque la seule substance à pouvoir établir l'harmonie entre ces différents systèmes physiologiques.

CHAPITRE II

ALLERGIE ALIMENTAIRE

Que le tube digestif puisse être le siège de réactions allergiques, cela ne fait aucun doute. Car notre appareil digestif possède un système immunitaire perfectionné jouant un rôle de premier rang face à la foule de substances étrangères que représentent les aliments ingérés.

Le long de la paroi intestinale existent des îlots de Peyer habités par des amas de lymphocytes, une catégorie de globules blancs responsables de notre intégrité biologique. Ces dévoués lymphocytes rampent jusqu'au niveau des couches superficielles de la muqueuse digestive pour livrer bataille contre les substances indésirables.

D'autres cellules encore, inspectent minutieusement l'épaisseur de la paroi intestinale pour détruire les substances suspectes. Des anticorps de toutes sortes, les enzymes du foie, les bactéries de l'estomac, du pancréas, de l'intestin... sont chargés de cette mission commune et primordiale : neutraliser les molécules considérées comme inaptes ou nuisibles à l'organisme.

Cela ne suffit pas encore. La face interne du tube digestif, la muqueuse donc, est de surcroît dotée d'un corps d'élite de sentinelles : ce sont les cellules spécialisées de Langherhans. D'ailleurs, toutes les surfaces de revêtement en contact avec le milieu extérieur comme la peau, la muqueuse tapissant le tube digestif, les bronches, les voies génitales et urinaires... sont en permanence surveillées par ces infatigables gendarmes connus depuis plus d'un siècle sous le nom de « cellules de Langherhans », en l'honneur de ce médecin allemand qui les avait décrites pour la première fois.

Les cellules de Langherhans représentent les sentinelles placées aux premières lignes de notre système de défense immunitaire, étant donné que la muqueuse digestive est sans cesse exposée à de multiples agressions chimiques, physiques, virales, microbiennes... La détection de tous les agents nuisibles incombe donc au dévouement de ces cellules spécialisées, clé de voûte de notre défense naturelle.

Tout le monde ne présente pas la même susceptibilité face aux agressions extérieures. Il est probable que plusieurs facteurs interviennent pour attiser le feu : le terrain du sujet, la nature de l'aliment, les conditions de la préparation culinaire, l'interférence avec d'autres substances absorbées... sont autant de causes qui participent au déclenchement des réactions allergiques. Les cellules de Langherhans, cachées à la surface de la cavité digestive réagissent parfois de manière exacerbée et incohérente. Ce qui pourrait expliquer la survenue de certaine hypersensibilité individuelle. Le foisonnement particulier de ce système de défense immunitaire fait que toute substance étrangère repérée par les sentinelles est sévèrement châtiée. Ainsi des réactions inhabituelles surgissent dès que ce système ne fonctionne pas de façon harmonieuse. De nombreuses affections existent et peuvent être à la source de ces allergies. C'est pourquoi, si l'on veut parvenir à un traitement efficace, il faut s'efforcer de comprendre l'origine de ce phénomène souvent inconstant, imprévisible, voire inexplicable.

Manger constitue un acte en réalité fort complexe. C'est pourquoi la tradition nous a toujours enseigné que *« boire et manger maintiennent l'âme et le corps rassemblés »*. Cependant, la physiologie digestive de notre espèce est façonnée par une longue adaptation à la fois écologique et socio-culturelle. *« Nos goûts culinaires sont de tous nos penchants les plus traditionnels, les moins sujets à des changements »*, explique A. Rudniki.

Devant la fréquence des allergies alimentaires ou supposées telles, nombreuses sont les études visant à prouver expérimentalement la responsabilité de certains aliments. Selon les enquêtes, environ 12 % des patients sont capables de repérer les aliments qu'ils ne peuvent tolérer. On a naturellement groupé tous ces produits plus ou moins suspects pour les analyser, mais ils sont hélas aussi variés que nombreux et leur implication directe reste difficile à démontrer. S'il y a des personnes qui ne tolèrent presqu'aucune fantaisie alimentaire, certaines en revanche consomment l'aliment incriminé sans le savoir et se portent bien.

Pour mieux appréhender ces caprices et leur mystère, on commence d'abord par l'analyse des composants chimiques de l'aliment suspecté. Les premiers accusés sont évidemment les édulcorants, les colorants, les additifs, les conservateurs, les antioxydants... L'alginate, par exemple, en tant que gélifiant employé dans la pâtisserie et la charcuterie, est un extrait d'algue contenant de l'iode susceptible d'entraîner des réactions allergiques chez une personne qui y est sensible. L'acide citrique, conservateur ajouté dans les jus de fruit et les conserves de légumes, peut en cas d'excès irriter la muqueuse gastrique à cause de son acidité, mais ce n'est pas à proprement parler une cause d'allergie. Le glutamate, présent dans les plats congelés, est considéré comme un « éblouissant » de la saveur. Bien que ce produit exerce peu d'effet sur l'estomac, il inhibe néanmoins l'activité des enzymes intestinales s'il est consommé à dose excessive. Sa toxicité sur le foie et le pancréas reste encore inconnue. Il paraît de plus en plus probant qu'il devrait jouer un rôle majeur dans beaucoup de cas d'allergie. Les colorants à base de pigments extraits du poivron ne provoquent pas systématiquement ces mêmes ennuis. La liste des additifs dont nous ignorons les implications éventuelles est d'ailleurs fort longue.

On connaît de longue date les intolérances aux fruits et aux légumes. Il semble que les pollens cachés dans ces aliments soient plus ou moins impliqués. Parmi les légumes, ceux de la famille des ombellifères (angélique, anis, carotte, céleri, cerfeuil, coriandre, cumin, fenouil...) et, à un degré moindre, ceux de la famille des solanacées (pomme de terre, piment, poivron, tomate...) sont les mieux connus. En général, plusieurs allergies coexistent comme, par exemple, celles dues au melon, à la banane et aux pollens d'ambroisie, ou celles causées à la fois par le céleri et le bouleau.

Pour une raison qui reste à éclaircir, les femmes sont plus souvent victimes de ces réactions d'intolérance. Si elles prennent en même temps la pilule, l'hormone de ce contraceptif peut parfois accentuer les symptômes. Si bien qu'il est difficile de dire si l'allergie est d'origine hormonale ou alimentaire. Il faut savoir que de nombreux médicaments (sulfate de fer, aspirine, anti-inflammatoire...) peuvent aussi déranger l'estomac et le fragiliser à tel ou tel aliment. Leur effet surajouté potentialise souvent la susceptibilité de la personne si elle prend le médicament à jeun.

Cependant, toute indigestion ne signifie pas allergie alimentaire. Dans la plupart des cas, il s'agit simplement d'un excès d'apport comme nous le décrit Zola dans cette scène qui est loin d'être exceptionnelle : *« Alors, ce fut un massacre, un engloutissement : les poulets, les lapins, les viandes défilèrent, au milieu d'un terrible bruit de mâchoires. Très sobres chez eux, ils se crevaient d'indigestion chez les autres. » (La Terre.)* Certains sont déjà malades avant d'avoir mangé. Cela arrive quelquefois quand l'estomac se sent mal : *« Je n'avais goût à rien, j'allais à table comme on marche au supplice, je n'avalais quelques bouchées qu'au prix de grands efforts... »*, nous raconte Gide.

Toutes ces manifestations peuvent fort bien traduire des malaises qui se passent au niveau de la muqueuse digestive. Logiquement, s'il existe des aliments non tolérés, il serait peut-être possible d'établir un régime préventif. Cette mesure est toujours efficace quand il s'agit d'un produit précis et identifié. Malheureusement, dans la plupart des cas, la liste des aliments suspects devient si longue qu'elle risque de rendre la vie quotidienne monotone et frustrante, sans pour autant procurer de garantie certaine. Tous les régimes pompeusement baptisés « oligo-antigéniques » sont finalement abandonnés parce qu'ils sont trop sévères et peu appétissants. On peut néanmoins conseiller à ces personnes d'observer attentivement ce qu'elles mangent dans le but de déceler quelques principaux éléments allergisants. Dans le cas où l'on parviendrait à repérer l'aliment suspect, il faudrait éviter de le consommer durant quelques mois. Pendant cette période, si les manifestations digestives réapparaissaient à nouveau, le ou les aliments incriminés seraient mis hors de cause. Il conviendrait alors de tenter un traitement visant à corriger le terrain général.

Le jus de raisin étant particulièrement riche en manganèse, et renfermant aussi des traces de cobalt et de bien d'autres sels minéraux, fait que le champagne est doté de la vertu insoupçonnée de régulariser notre défense immunitaire en cas d'allergie (voir Annexe p. 199)

Par un heureux hasard, le champagne possède une teneur non négligeable en soufre. Cette substance est, comme le manganèse, un anti-allergique polyvalent. Leur association explique ainsi l'effet désensibilisateur observé lors des intolérances alimentaires. En pratique, une cure d'un mois, à raison d'une flûte après le repas, prévient et calme à la fois les ennuis digestifs.

Naturellement, il faut s'abstenir de boire du vin en cas de douleur stomacale, car un ulcère caché est toujours à craindre. L'essentiel ici est de déterminer la cause de cette gastrite par l'examen direct de l'organe à l'aide d'un fibroscope.

On ne doit pas cependant proposer du champagne à une personne qui ne peut pas le supporter, mais c'est très rare. De grands personnages en revanche s'en sont servi pour soulager leurs maux d'estomac, comme Anatole France qui lui trouvait *« une saveur faible, étrange, persistante »* et *« un goût inconnu qui ne s'en irait plus »*. Jean Delay, quant à lui, souffre fréquemment de *« cette irritation que fait subir à l'intestin la présence constante d'un contenu indigéré... »*, et recourt naturellement au champagne pour s'en débarrasser.

CHAPITRE III

BALLONNEMENT, FLATULENCE ET INDIGESTION

« La gloutonnerie châtie le glouton, gula punit gulax. L'indigestion est chargée par le bon Dieu de faire de la morale aux estomacs. » Si Victor Hugo avait su que le champagne pouvait aider à écarter l'indigestion, il n'aurait certainement pas écrit cette phrase dans *Les Misérables*.

André Gide n'avait pas plus de chance d'ailleurs, puisqu'il dut subir un traitement encore plus héroïque contre son ballonnement : *« En m'auscultant, il découvrit à mon abdomen des cavités inquiétantes et une disposition à enfler... et prescrit le port d'une ceinture orthopédique pour prévenir mon ballonnement. » (Si le Grain ne meurt.)*

En 1926, lorsqu'il remontait le Logone en baleinière, affligé de maux d'estomac, il ignorait que les sels minéraux que contient le champagne éliminent, sans problèmes, l'indigestion et qu'il ne sert à rien de *« s'inquiéter pour un pet de travers »*, mais il reconnaissait les vertus curatives de ce vin effervescent, dont il arrosait son repas composé de porridge et de riz à l'eau. Il n'y a pas que l'amour qui meurt d'indigestion, comme le croyait Jean Paul Richter, le ventre peut aussi en souffrir longuement. Tout le monde n'a certes pas la chance de ce personnage que décrit Jules Romains dans *Les Hommes de bonne volonté* : *« Le marquis de Lescous, à la fin des repas, rote et pète comme un sapeur-pompier ».*

La médecine populaire a toujours su prescrire le champagne pour traiter le ballonnement. C'est un remède efficace contre la flatulence. Pour venir à bout de la paresse de l'estomac, les sucres du raisin et le gaz carbonique naturel qui y sont présents accélèrent la digestion. Il convient dans ce cas de prendre une seule flûte à la fin du repas. En dehors de son charme gastronomique, le champagne a, depuis longtemps, retenu l'attention de la médecine pour les bienfaits qu'il apporte.

La soi-disant « descente d'estomac » est en réalité une dilatation gazeuse associée à une perte passagère de la motricité des fibres musculaires de l'organe. Ce phénomène est souvent à l'origine de ces flatulences *« qui poursuivaient jusqu'au soir »*, comme le remarquait Jules Romains. En fait, grâce à la richesse en potassium et en magnésium du champagne, la contraction gastrique renaît et fait disparaître comme par enchantement météorisme et vents intempestifs.

Que se passe-t-il quand une gorgée de champagne arrive dans la cavité gastrique ? L'effet propre de ce vin est qu'il est capable de déclencher en quelques minutes une abondante sécrétion des glandes de l'estomac pouvant être jusqu'à seize fois supérieure à celle de son état de repos ! Cette propriété n'est nullement due à la présence de l'alcool, mais bien à l'action des acides organiques du champagne.

D'ailleurs, les boissons ayant une concentration très forte d'alcool abaissent au contraire la sécrétion gastrique. Expérimentalement, on a démontré qu'un porto titrant 22 % et un whisky titrant 40 % n'ont aucun effet sur la sécrétion acide de l'estomac. A l'inverse, un bon champagne bien vieilli, dont le titre alcoolique est de l'ordre de 12 %, ouvre l'appétit et encourage le travail gastrique grâce à l'interaction des substances complexes qu'il renferme.

Les alcools supérieurs diffusent à travers la paroi gastrique en six minutes et stimulent la sécrétion des glandes et la contraction de l'estomac. Les divers sucres du raisin participent également à cette mission, renforçant ainsi la synergie des effets bénéfiques attendus contre la flatuosité gênante, surtout lorsqu'on se trouve devant *« le gigot avec dedans des gousses d'ail si grosses qu'on dirait des abricots cuits. Cette masse de bidoche s'accompagne de flageolets ; tout le monde pense aux vents que leur absorption provoquera, mais on a de l'éducation ou on n'en a pas : motus ! »* (R. Queneau dans *Pierrot, mon ami*).

Des « crampes gastriques » existent, incontestablement, chez les grands fumeurs, les amateurs d'alcool fort, voire chez les personnes dont la muqueuse gastrique a été offensée par la prise d'un médicament mal toléré (l'aspirine, les corticoïdes, les profénides...). Il est prudent dans ces conditions de s'abstenir de toutes boissons fermentées, champagne compris, bien que certains déclarent pouvoir le supporter sans inconvénients. Il y a aussi des parasites intestinaux (ascaris et bien d'autres) qui peuvent être responsables des malaises du ventre. Dans toutes ces affections, les gênes gastriques ne sont ni calmées ni exacerbées par un verre de champagne. Il est donc prudent de s'abstenir.

Chateaubriand, pour sa part, l'utilisa abondamment pour faciliter sa digestion délicate. Il a même raconté que le duc d'Aumale *« goûta le vin d'Aï avant le lait de sa nourrice »* ! *(Les Natchez)*. Il existait en effet une vieille coutume consistant à déposer le jour du baptême un peu de champagne sur la langue du bébé pour l'empêcher d'attraper un coup de froid. C'est la *« goutte de rosée champenoise »* dont parle Claudel dans *L'Otage*.

Les aliments que nous consommons au cours des repas se présentent toujours sous une forme complexe dans le tube digestif. Ainsi, les grosses molécules de sucres du pain (les glucides) sont dégradées en oses qui sont des unités de sucres simples, les lipides en acides gras, et les protéines en acides aminés. Ce travail minutieux de la digestion est réalisé grâce au dévouement des enzymes, des cellules de la paroi interne du tube digestif (la muqueuse), et surtout des micro-organismes composant notre flore intestinale.

Curieusement, si l'homme mange pour vivre, il connaît pourtant fort mal la physiologie de sa propre digestion. Il existe heureusement dans la nature un animal qui nous ressemble comme un frère sur le plan digestif, c'est le cochon. Cet animal mange de tout et ne possède qu'un seul estomac. Les cochons et les humains sont de véritables frères dans leur gloutonnerie. Est-ce pour cette raison que l'on dit que *« tout homme a dans son cœur un cochon qui sommeille »*. C'est par l'étude de la digestion chez cet animal, à l'aide d'aliments marqués par des isotopes et par l'utilisation de capsules téléguidées, capables d'opérer des prélèvements du contenu digestif et de la muqueuse, que nos connaissances dans ce domaine deviennent plus précises.

On remarque ainsi que la présence d'une petite quantité de champagne entraîne en quelques secondes une sécrétion abondante de salive, dont les enzymes digèrent certains sucres du vin tout en activant ses acides organiques. Normalement, une boisson fortement alcoolisée coupe la salivation et rend la bouche sèche. C'est l'inverse qui se produit avec le champagne, en raison de la présence des substances organoleptiques qui stimulent les récepteurs sensoriels de la cavité buccale, déclenchant ainsi une vive réponse des glandes salivaires. Ce phénomène intervient également dans le travail de l'estomac.

Pour un repas normal, les aliments restent en général plusieurs heures dans la poche gastrique où ils subissent d'abord une digestion lente. Rien d'étonnant qu'à ce niveau les moindres ennuis se traduisent par des ballonnements. Cette gêne peut être efficacement évitée, surtout lors des repas copieux comportant des plats relevés et gras, si l'apéritif choisi est du champagne et non de l'anis.

Notre estomac ne filtre son contenu qu'en petite dose vers l'intestin, afin de ne pas surcharger le travail de ce dernier. Il en résulte qu'avec nos trois repas par jour, notre estomac n'est pratiquement jamais vide et heureusement d'ailleurs, car une vidange trop rapide ou trop massive incommoderait terriblement l'intestin. Les gens qui se plaignent de flatulence croient que leur aliment stagne dans l'estomac, en réalité c'est parce qu'il est évacué trop vite en aval.

A la lumière de ces expériences, tant chez le porc que chez l'homme, il apparaît que l'évacuation gastrique des aliments demeure bien plus lente que ne le laissait croire la théorie classique (vingt-quatre heures au lieu de six seulement).

Il est probable que les éléments minéraux et les acides organiques que contient le champagne harmonisent les contractions rythmiques, assurant alors la vidange souhaitée en fonction du travail à accomplir.

A côté du travail minutieux de nos glandes digestives (pancréas, foie, les minuscules glandes de l'estomac et de l'intestin...), il faut encore insister sur l'importance de la flore intestinale, avec ses discrets artisans, indispensables à la digestion. N'oublions pas que cette flore est composée de plus de cent mille milliards de micro-organismes dont la fonction consiste à nous aider à assimiler nos aliments. Leur nombre dépasse même dix fois celui des cellules de notre corps ! Ces bactéries de bonne volonté forment une mer de planctons dans laquelle baignent les mamelons saillants de la paroi intestinale.

On croyait autrefois ces microbes amis responsables de nos maladies digestives, alors qu'ils élaborent jour et nuit des enzymes et des vitamines. Ils participent donc à la préparation des aliments pour permettre leur absorption par l'intestin. Leur déséquilibre ou leur destruction pourrait même nous coûter la vie. Or nous avons vu que certaines souches de ces micro-organismes existent dans le vin. Leur présence apporte des facteurs de croissance pour le renouvellement nécessaire de la flore. D'autre part, l'apport des éléments minéraux comme le calcium, le magnésium, le potassium... facilite la contraction des muscles fins qui bordent la paroi de l'intestin. La sécrétion biliaire est aussi encouragée par l'intervention des acides organiques en présence de ces sels minéraux.

Il convient d'insister ici sur l'importance particulière du magnésium et du potassium dans le fonctionnement du tube digestif. La presque totalité des processus de la digestion ne peut se passer de l'énergie que procurent ces éléments. En tant que régulateur thermique, le magnésium module l'excitabilité des nerfs et des fibres musculaires. C'est pourquoi, il se comporte comme un vrai chef d'orchestre en imposant son rythme au travail du tube digestif. Toutes les sécrétions glandulaires doivent faire appel à lui. Il leur ouvre la voie et il réalise leur coordination. Cette propriété explique l'action bénéfique du champagne en cas d'indigestion. Mais tout excès pourrait être à l'origine de vomissements. Il faut donc éviter d'en abuser.

Cet infatigable magnésium aux mille activités est nécessaire à l'organisme pour lutter contre le froid et les agressions de toutes sortes venant de l'environnement (voir Annexe page 200).

Notre mode de vie moderne accuse bien souvent d'ailleurs un déficit en magnésium. Il faut dire que l'emploi d'engrais industriels, essentiellement composés de nitrate et de phosphate mais pauvres en magnésium, constitue la cause principale du déséquilibre des produits de l'agriculture à haut rendement, tant en ce qui concerne le bétail que les végétaux. D'autre part, nous avons tendance à préférer une alimentation excessivement carnée et nous négligeons l'importance des légumes et des fruits qui sont nos sources principales de magnésium. Le mode culinaire joue également un certain rôle dans la carence de ce sel. Par exemple, l'eau de cuisson des aliments, qui retient jusqu'à 75 % des éléments minéraux, n'est plus réutilisée comme autrefois dans la cuisine traditionnelle. L'autre cause inattendue du manque de magnésium est liée à une abondante élimination urinaire de ce minéral. Ce phénomène s'observe chez les femmes jeunes utilisant les pilules contraceptives, et chez les personnes âgées traitées pour diverses raisons médicales par les corticoïdes, les diurétiques, ou les neuroleptiques...

Lorsque les cellules musculaires manquent de magnésium, il se produit un trouble de la perméabilité de leur membrane, laquelle ne se comporte plus comme une barrière de douane efficace dans le contrôle des entrées et sorties. L'eau et le sel (le sodium) pénètrent alors en quantité inappropriée à l'intérieur de la cellules et produisent un gonflement qui est à l'origine de sa paresse. La perte de leur efficacité contractile explique la dilatation (ou l'atonie) des anses intestinales, qui provoque cette sensation désagréable de ballonnement et de pesanteur, parfois entrecoupée par des « coliques », qui sont des spasmes douloureux dus aux contractions désordonnées des fibres musculaires de la paroi intestinale. Cette anarchie se produit également dans la sécrétion des glandes digestives qui n'obéissent plus au répertoire habituel.

Et comme si tout cela ne suffisait pas, la flore intestinale, au milieu de cette incoordination inattendue, se retrouve désorientée ; ne pouvant plus se renouveler ni évoluer selon son cycle habituel, elle se met à pulluler. L'affolement et le désarroi de ces micro-organismes amis désorganisent le programme de travail. Ce chambardement produit même une quantité excessive de gaz intestinaux qui aggravent davantage la flatulence.

Un verre de champagne renferme au moins 1 mg de magnésium, agissant en synergie avec bien d'autres minéraux présents. Cette dose insignifiante suffit dans bien des cas à réveiller l'atonie des cellules musculaires et nerveuses de la paroi intestinale. Certains sucres du jus de raisin (glucose, fructose, sorbitol...), dont le champagne est particulièrement riche, prêtent aussi leur assistance. Ils encouragent la danse rythmique des anses et font progresser le bol alimentaire.

Ces faits nous montrent que le travail du magnésium reste étroitement lié à l'activité d'autres éléments minéraux, et en particulier à celle du potassium et du calcium. Chez l'homme, une chute anormale de magnésium entraîne presque toujours celle du potassium et vice versa. Comme ces deux minéraux sont d'égale importance dans la concentration des cellules intestinales, il devient évident que l'apport éventuel de l'un ne peut omettre celui de l'autre. Par un heureux hasard, le champagne contient ces deux éléments minéraux. Une personne qui absorbe une flûte pour soulager ses ballonnements ingère simultanément ces deux substances salutaires. Cet état de fait explique pourquoi le bon sens populaire a toujours fait confiance à la vertu bienfaisante de ce vin dans de telles situations.

Il serait certes excessif de dire que le champagne constitue une source abondante ou idéale de magnésium. Etant à l'origine du jus de raisin, il n'en contient que 10 mg par litre, soit 8 mg de moins que le jus d'orange. Mais cet élément, nous le savons, agit de concert avec bien d'autres constituants du vin, en vue de faciliter le travail complexe du tube digestif, et cela, de façon plus rapide et plus efficace.

Puisque le potassium est l'allié principal du magnésium, il est intéressant de bien le connaître (voir Annexe p. 203).

Chaque jour, les aliments nous fournissent normalement 2 à 5 mg de potassium dans lesquels notre corps s'approvisionne en fonction de ses besoins. Ce prélèvement est à la fois rapide et efficace. La moindre trace de ce minéral est immédiatement repérée et canalisée, en cas de besoin, pour compléter le stock de base conservé dans nos cellules. L'organisme reste très vigilant sur l'état des dépenses afin de pouvoir faire face à toutes les situations.

Il existe en effet de très nombreuses circonstances susceptibles de causer la chute du potassium. En plus des troubles digestifs d'origines diverses, indiquons encore que son élimination est fréquemment due à la prise de médicaments diurétiques dans le traitement des affections cardio-vasculaires. C'est pourquoi le potassium est prescrit en association avec ces médicaments afin de compenser la perte par les urines. Le diabète et certaines maladies rénales se compliquent parfois du fait de cette fuite potassique. Tout cela explique pourquoi les malades qui en sont atteints se plaignent de leur mauvaise digestion. Au début, lorsque la carence n'est que peu importante, il n'y a pratiquement aucun symptôme détectable, à part ces états de ballonnement et de paresse intestinale dont se plaint le patient. A ce stade, le rétablissement est rapide si on pense à l'éventualité d'un manque de potassium.

Le déficit léger en potassium est relativement fréquent. Il se rencontre surtout chez les femmes du troisième âge souffrant d'œdème des membres inférieurs. Le gonflement des chevilles peut être causé par une insuffisance de la circulation veineuse. Ici aussi, l'apport d'une quantité de un milligramme de potassium, et donc d'un peu de champagne, produit un effet diurétique intéressant, tout en aidant le retour du sang veineux vers le cœur, par une augmentation de la tonicité de la paroi veineuse.

Mais ces substances minérales n'agissent pas uniquement par leur propriété diurétique et leur pouvoir de défatiguer, elles déclenchent, avec l'aide des esters présents dans le vin, la libération des hormones digestives. La cholécystokinine, qui en fait partie, est capable de provoquer la contraction nerveuse de la vésicule biliaire (voir Annexe p. 204).

A petite dose, la cholécystokinine ouvre l'appétit et provoque des mouvements amples et rythmés de l'intestin. En revanche, à dose un peu plus élevée, elle distend l'estomac et coupe la faim. L'action positive ou négative de cette hormone varie donc selon sa quantité. A l'évidence, son mécanisme explique en quoi le champagne est bénéfique dans les pertes d'appétit, et pourquoi il ne sert à rien d'en boire plusieurs verres puisque c'est alors le contraire qui se produirait.

Boisson magique que le champagne ! quand on pense qu'il se montre capable d'exploiter cette voie physiologique par le biais de cette hormone, tout en fournissant l'énergie et les éléments minéraux nécessaires à ce travail.

Le champagne fait tout digérer, sauf lui-même quand il est en excès.

Le ballonnement n'est pas, comme on le croit, une simple question de gaz ou de paresse. Tout l'organisme est en fait impliqué dans cette affaire. Il est surprenant de constater que, par sa richesse en éléments minéraux et en composés organiques, un simple verre de champagne est souvent suffisant pour remettre en ordre ce complexe inimaginable de la digestion. Bismarck fut probablement une des plus grandes victimes de la flatulence que l'histoire récente ait connue. Ce qui fut fort gênant pour un homme d'Etat aussi célèbre. On raconte qu'il préférait se soigner au champagne. Il en aurait même découvert les vertus thérapeutiques lorsqu'en 1871 à Versailles, il fut nommé « Chancelier de l'Empire ». Cette année là, il a vaincu la France et le champagne l'a conquis. Puis, pour chasser ses « vents », le Chancelier continua à boire une coupe de champagne après chaque repas, ce qu'il fit d'ailleurs jusqu'à l'âge de quatre-vingt-quatre ans.

Mais n'oublions pas qu'un champagne, absorbé en tant que vin salubre, doit obligatoirement être d'excellente qualité.

CHAPITRE IV

CONSTIPATION

Jean-Jacques Rousseau n'hésitait pas à prolonger de plusieurs heures ses séances de chaise percée, agrémentées de lectures et de méditation. Voltaire faisait de même, en attendant patiemment la sortie tant désirée des matières : *« Celui qui chaque jour acquitte une bonne selle est d'un caractère affable »* insista l'auteur de *Candide*, qui conseillait instamment à ses concitoyens de suivre ses précieuses recettes pour combattre la constipation opiniâtre, afin de vivre très vieux. *« Quelquefois aussi, je fais des infidélités à la casse en faveur de la rhubarbe »*, écrivait-il, sans ignorer d'ailleurs les vertus du champagne en la matière. *« Car je fais grand cas de tous ces petits remèdes qu'on nomme minoratifs dont nous sommes redevables aux Arabes, de qui nous tenons notre médecine et nos almanachs. Vous savez peut-être que pendant plus de cinq siècles nos souverains n'eurent que des médecins arabes ou juifs ; mais il fallait que le fou du roi fût chrétien. »* [...] *« Je dis encore que nous ne devons pas tant nous dépiter d'être un peu constipés, que c'est ce qui m'a fait vivre quatre-vingts et un ans. »*

Selon Rabelais, Gargantua se payait même le luxe de se faire accompagner de son précepteur, qui lui *« répétait ce qui avait été lu, exposant les points plus obscurs et difficiles »*. Ces exercices de mémorisation, pendant les longues heures d'attente sur le « trône », seraient fort profitables quand on a la mémoire courte.

Quant à Louis XIV, son auguste constipation obligeait chaque jour ses pages à tenir la chandelle jusqu'à l'accomplissement de sa royale défécation. Heureusement, les selles peu dociles de Sa Majesté ne l'empêchaient point, loin de là, de continuer à gérer les affaires de l'Etat sur son trône percé. Cette description n'est nullement caricaturale.

Quand la Princesse Palatine, sa belle sœur, irritée par les heures interminables d'immobilisation fécale du monarque, informa l'électrice de Hanovre de ces incroyables incommodités à la cour de France, cette dernière la consola et vanta au contraire le plaisir *« de chier partout quand l'envie vous en prend »* (sic). Il est certain que quand le Roi-Soleil était constipé, toute la cour avait mal au ventre. Que d'inconforts évités si les médecins de Sa Majesté avaient su que le champagne pouvait apaiser le royal tourment qui l'obligeait à tenir chaise ouverte !

D'ailleurs, les plus grands esprits, au siècle des Lumières, ne dédaignaient pas de perfectionner et d'égayer *« l'art de pousser sa crotte »*. Poète, savant ou même théologien, chacun analysait, jusqu'aux moindres détails les mille et une astuces capables de faciliter cet acquittement journalier, en public bien entendu. Les réflexions profondes de Saint-Simon et de Molière sur ce problème universel montrent combien la constipation hantait nos ancêtres du Grand Siècle. Ce qui avait fort étonné le timide ambassadeur des Etats-Unis, le grand érudit Franklin, qui croyait sincèrement que c'était peut-être là *« le caractère distinctif des Français de ne pas pisser seuls... »*. Par pudeur probablement, il sous-entendait par là déféquer. Il est regrettable que ce savant américain n'ait pas lu l'*Histoire de la merde* de Dominique Laporte, ni celle des commodités, de Roger-Henri Guerraud, tout aussi pathétique.

A l'évidence, jadis comme aujourd'hui, la constipation n'épargnait ni les plus illustres ni les plus humbles. Ces petits ennuis quotidiens étaient même, pour certains, le signe révélateur d'un avenir prometteur : *« La postérité appartiendra aux écrivains secs, aux constipés »*, affirma Jules Renard, mais nous ignorons s'il l'entendait au sens propre ou au sens figuré.

Heureusement, les remèdes contre ce mal tenace sont fort nombreux. Depuis longtemps déjà, la médecine traditionnelle connaît les vertus laxatives du vin blanc, et plus particulièrement du champagne pour soulager les femmes qui se plaignent d'être ainsi incommodées à l'approche des règles. Il existe néanmoins des constipations préoccupantes, voire inquiétantes, tel le cas de ce malheureux décrit par Samuel Beckett : *« J'écartais mes fesses avec mes mains et je poussais, un ! han ! deux ! han !... avec des mouvements de rameurs.* » Il serait ridicule de prétendre qu'une manifestation aussi dramatique de la constipation puisse être soignée par le vin, fût-il du champagne ! Le bon sens recommande dans ce cas de demander un avis médical. Seul l'examen direct avec au besoin un endoscope souple, permet de comprendre la situation et éventuellement de déterminer la nature de l'obstacle.

La constipation est une anomalie dans la fréquence et dans le caractère des selles. Si ces ennuis surviennent de façon tout à fait irrégulière, on ne pourra pas parler de constipation. En réalité, la régularité et la durée de ces troubles comptent bien plus que leur intensité. D'autre part, la fréquence physiologique des selles varie d'un sujet à l'autre. Certaines personnes vont à la selle quatre ou cinq fois par semaine, d'autres une fois par jour, ou même deux fois, tout en se portant parfaitement bien. Quelle que soit leur fréquence, les selles doivent rester moulées, hydratées et molles. Leur quantité dépend de celle des fibres végétales contenues dans l'alimentation. Un régime riche en légumes et en fruits donne quatre ou cinq matières fécales bien formées et la constipation est alors exceptionnelle.

Dans la vraie constipation, les selles sont dures, sèches, petites, peu abondantes et difficiles à évacuer, même si le sujet fait plusieurs crottes chaque fois et plusieurs fois par jour. A l'inverse, déféquer une fois tous les quatre ou cinq jours est certainement une constipation, en dépit de la présence de selles abondantes ou de fausse diarrhée. Cette manifestation est d'autant plus préoccupante si elle est régulière et dure depuis longtemps.

Certains croient avoir des problèmes de transits intestinaux, alors qu'ils présentent tout simplement un rythme normal de quarante-huit heures. En effet, le propre du côlon est de pouvoir s'opposer à toute progression trop rapide des matières afin d'assurer la récupération de l'eau et des sels minéraux. Alors que la durée du passage au niveau de l'intestin grêle se mesure en heures, celle du côlon se prolonge pendant trois ou quatre jours.

A petite dose donc, le champagne a un rôle laxatif intéressant et se montre fréquemment efficace. En revanche, au-delà de deux flûtes, l'effet s'inverse et la rétention se poursuit. Le pancréas réagit immédiatement en libérant le glucagon, une hormone qui a tendance à ralentir les mouvements du tube digestif. D'autre part, l'excès d'alcool abaisse toujours la puissance musculaire et l'évacuation devient forcément inefficace. Ce fait est constamment présent et peut être reproduit à volonté chez les souris. On remarque qu'un excès d'alcool paralyse toujours les enzymes digestives, lesquelles perdent leur capacité de commander le travail des fibres musculaires.

Chez une personne qui prend un verre de champagne après le repas du soir par exemple, on constate que la motricité colique augmente légèrement par rapport à la normale, tandis que la digestion s'intensifie.

Lors d'une émotion intense, la décharge des hormones surrénaliennes fait hâter le transit. Cela ne se produit que chez un sujet sur quatre. En revanche, l'effet du champagne pris modérément reste quasi constant chez tout le monde.

De nombreuses expériences prouvent que le temps de transit de la totalité des résidus d'un repas varie finalement de quatre à cinq jours chez les sujets normaux, de quatre à six semaines chez les sujets constipés. Il paraît clair que la plupart des gens qui se plaignent de paresse intestinale présentent en réalité un transit tout à fait normal sur le plan physiologique !

Combien y a-t-il de constipés parmi nos compatriotes ? Beaucoup, à en juger par les tonnes de laxatifs vendues chaque année. Ces produits figuraient même sur la liste des marchandises stratégiques frappées de l'interdiction d'être exportées vers les pays du Pacte de Varsovie, au même titre que les armes et les ordinateurs de pointe. A l'évidence, la constipation est une affaire géopolitique !

Selon des études statistiques, un homme sur quatre et une femme sur deux se plaignent périodiquement de ces ennuis. S'ils savaient qu'une flûte de champagne pût leur éviter ces longues heures perdues dans le silence, ils la préféreraient sûrement aux suppositoires, huile de parafine, confitures laxatives et autres comprimés drastiques.

Il est conseillé d'avoir une alimentation riche en légumes et un mode de vie moins sédentaire. Mais avant tout, il est important de savoir que toute constipation, et en particulier si elle survient fréquemment, chez une personne de plus de cinquante ans, demande au moins un examen correct du côlon dans le but de rechercher un obstacle éventuel. L'analyse des selles apporte des éléments importants sur le mécanisme de la digestion et sur la présence ou non de sang. En général, la rééducation intestinale est relativement facile et constitue une prévention efficace.

Dès le XVIIIe siècle, la médecine populaire a utilisé le vin champenois d'Aï pour traiter certaines formes de constipation. On a retrouvé des recettes de l'époque conseillant par exemple de faire tremper des tranches de fraise, de prune ou de pêche dans ce vin, que l'on administrait ensuite après le repas, à raison de deux flûtes par jour seulement. D'autres traditions préconisaient de le mélanger au miel pour obtenir le même effet.

Il est en tout cas important d'absorber ce vin à la température ambiante, et surtout de ne pas en abuser, puisque nous avons vu qu'il ne peut agir efficacement qu'à des doses thérapeutiques et qu'au contraire, l'excès paralyse l'intestin.

« *Un jour,* écrit Samuel Beckett, *en revenant des W-C, je trouvai, la porte de ma chambre fermée à clef et mes affaires empilées devant la porte. C'est vous dire combien j'étais constipé, à cette époque... Mais étais-je réellement constipé ? Je ne le crois pas. Du calme, du calme. Et pourtant je devais l'être, car comment expliquer autrement ces longues, ces atroces séances aux cabinets, aux waters ? Je ne lisais jamais, pas plus là qu'ailleurs, je ne rêvais ni ne réfléchissais, je regardais vaguement l'almanach pendu à un clou devant mes yeux...* »

Ensuite, grâce à un ami qui lui avait conseillé de faire une petite cure de champagne, Samuel Beckett ne connut heureusement plus ces épreuves solitaires qui absorbaient le quart de ses journées.

CHAPITRE V

CRISE DE FOIE

« *Son visage perdit ses ardents tons bruns qui annonçaient un commencement d'hépatite, la maladie des tempéraments vigoureux ou des personnes dont l'âme est souffrante, dont les affections sont contrariées.* » Balzac croyait que ce curé de village réagissait par une crise de foie lors de chaque frustration ! « *Toute la misère du monde a son siège dans le foie* », pense-t-on depuis toujours, tout au moins en France. Cette croyance tenace veut que crise de foie et insuffisance hépatique soient les pourvoyeuses maudites de tous nos ennuis de santé.

En réalité, il n'existe aucune preuve biologique permettant d'évoquer la responsabilité de cet organe dans des manifestations aussi variées que variables, comme les sensations de gênes gastriques, de nausées, de pesanteurs, de congestions..., à part, évidemment, l'ictère (jaunisse) et la détection d'une hypertrophie du foie, qui sont les signes majeurs de la maladie hépatique. La plupart des troubles dont se plaignent les gens sous le vocable de « crise de foie » n'ont en fait rien à voir avec le fonctionnement de cet organe.

Bien que nos concitoyens considèrent fermement que des malaises de toutes sortes proviennent inéluctablement du foie, il faut savoir que les sujets qui souffrent de cirrhose menaçante, d'origine virale ou toxique, ne présentent presque jamais les symptômes considérés couramment comme ceux de la maladie de foie.

Le mythe de la « crise de foie », reste pourtant tenace dans le pays de Gargantua. C'est pourquoi, il est prudent de ne pas

« se faire de la bile » pour ne pas en être victime. Car, écrit Cioran, *« on s'accommoderait aisément des chagrins, si la raison ou le foie n'y succombait »*. Cette constatation prouve suffisamment la mauvaise réputation de cette glande immense, la plus complexe de notre corps. Malgré les progrès dans la compréhension de sa physiologie, les crises supposées de cet organe continuent à faire des ravages dans toutes les couches de la société. Un Français sur deux souffre de son foie. Deux tiers des femmes, sinon plus, s'en plaignent durant toute leur vie. Etant donné l'ampleur de cette « épidémie » dans l'imaginaire populaire, rien d'étonnant à ce qu'il existe près de cent cinquante médicaments destinés à « guérir » ce mal tenace. On prétend même que la maladie de foie est héréditaire, et que certaines familles en seraient frappées depuis des générations !

Malheureusement, en dépit de leur abondance, aucun remède, ni aucun soin spécialisé n'a fait la preuve de son efficacité. Au moins présentent-ils tous cette qualité indéniable : l'absence de toxicité. Parmi les très nombreuses souffrances imputées à ce pauvre organe, certaines sont incontestablement soulagées par les médicaments censés « fluidifier la bile » ou « tonifier la fonction hépatique ». Mais, dans beaucoup de cas, la méthode du placebo * vient, aussi, à bout de ces symptômes.

En réalité, notre foie est merveilleusement vigoureux et résistant à toute épreuve. Il est non seulement l'organe le plus solide, mais aussi le plus volumineux de notre corps. Il pèse à lui seul 1 kg 500. C'est lui qui assure les multiples fonctions vitales de notre organisme. Parmi celles-ci, dans l'état actuel de la science, on en connaît déjà cinq cents. A la différence des autres viscères, le foie est le seul à être doté de deux systèmes de circulation sanguine. Un réseau artériel, dérivé de l'artère hépatique, lui apporte du sang oxygéné, tout en le débarrassant des déchets. Un réseau veineux appelé « système porte », ravitaille l'organe en matières premières collectées au niveau de l'intestin et de l'estomac. Le foie doit donc extraire ces substances nutritives, les transformer et les mettre en réserve. A ces deux systèmes de

* Placebo : substance neutre que l'on substitue à un médicament.

circulation, il faut encore ajouter un troisième formé de canaux biliaires.

La bile qu'il sécrète est drainée par un réseau complexe de canaux particuliers. Ce liquide verdâtre est composé de cholestérol et de sels biliaires dont le rôle est essentiel dans la digestion et l'absorption des graisses alimentaires. Le foie conserve dans une petite poche (la vésicule biliaire) collée sous sa face inférieure une partie du demi litre de bile qu'il élabore chaque jour de façon continue. Cette réserve ne sera utilisée qu'au moment de la digestion. La bile jouera alors le rôle de détergent en dissolvant la graisse et en la rendant plus facilement absorbable.

Par sa haute teneur en ions magnésiens et en sels carbonatés, le champagne active le flux biliaire qui permet d'éliminer efficacement un grand nombre de substances nuisibles. En activant la circulation biliaire et le transit intestinal, le champagne contribue à la régularisation de cette fonction.

Depuis longtemps, on a remarqué que les substances salubres du champagne activent les fonctions défaillantes du foie. Par exemple lors d'une fracture, le foie peut augmenter sa synthèse de protéines et ainsi hâter la cicatrisation de l'os. Il va de soi qu'un foie malade (cirrhose d'origine virale, toxique, ou alcoolique) ne peut accomplir ce travail titanesque. Il est donc prudent de ne pas offrir de champagne aux cirrhotiques, bien que ce ne soit pas lui qui provoque cette détérioration de l'organe. La cause en est ailleurs, à la fois génétique et socio-culturelle.

Nous étudierons ultérieurement ce problème dans un chapitre traitant de l'abus d'alcool et d'autres drogues.

C'est le foie qui assure également une part importante de la défense immunitaire. Il est en effet doté de toute une armée de cellules géantes qui se comportent comme des ogresses. Il s'agit des cellules de Kupffer chargées de dévorer les microbes, les molécules toxiques ainsi que les globules sanguins atteints par la vieillesse. Jour et nuit, ces monstres cannibales et voraces les encerclent et les assaillent, les avalent et les digèrent. Toute maladie grave du foie affaiblit ce précieux mécanisme de défense. Les toxines produites par notre propre corps — il y en a au moins une cinquantaine de variétés — n'étant plus neutralisées, s'accumulent dans le sang et perturbent immanquablement le fonctionnement du cerveau.

Notre foie constitue un merveilleux organe responsable de presque toutes les fonctions vitales. Biosynthèse de matière première, production d'énergie, élimination des déchets toxiques, mécanisme de défense constituent son travail quotidien. On conçoit pourquoi les dieux, dans leur fureur, avaient condamné Prométhée à avoir le foie dévoré par les aigles.

Les recherches n'ont pas permis jusqu'ici d'expliquer la responsabilité du foie dans ses propres désordres. On a longtemps pensé que le mauvais fonctionnement des voies biliaires était à l'origine de ces maux aussi variés qu'insaisissables. Mais l'accord est loin d'être unanime, certains prétendent que c'est parce que le foie décharge trop de bile, d'autres disent au contraire que ce serait plutôt la rétention biliaire qui causerait ces manifestations de douleur et d'indigestion. On parle de stase, d'atonie, d'irritabilité, d'hyper-évacuation, de dyskinésie... et ces termes plus ou moins énigmatiques permettent de faire croire que le mystère de la crise de foie est éclairci. La pratique, autrefois en vogue, des tubages duodénaux et des interventions sur la valve contrôlant l'ouverture du cholédoque — le canal biliaire principal — n'a pas non plus réussi à apporter de solution.

Les manifestations de ces crises capricieuses sont pour le moins étranges. Soudain la victime est saisie jusque dans ses viscères et dans ses états d'âme. Tel le cas dramatique de Jean Santeuil que nous relate Proust : *« Hypocondraïque et d'ailleurs dyspepsique, il croyait nécessaire à sa digestion de dîner dans l'obscurité et de marcher deux heures aussitôt après le dîner. »* ou encore, des bruits inquiétants s'élèvent des profondeurs et intriguent Sartre dans *La Mort dans l'âme* : *« On entend un gargouillis liquide et chantonnant. Moûlu s'excuse. Il dit : "C'est mon estomac". »* Flaubert quant à lui savait que l'on pouvait remédier à une telle situation en buvant une gorgée de champagne, à condition de ne pas le servir trop froid comme cela arriva à Madame Bovary : *« On versa du vin de Champagne à la glace. Emma frissonna de toute sa peau en sentant ce froid dans sa bouche. »*

Et, bien sûr, comme dans toute la thérapeutique du champagne, il convient de ne pas exagérer, sous peine de subir le sort des Chinois dont parle Céline, docteur en médecine, dans son livre *Rigodon* : *« Qu'ils viennent, qu'ils osent ! [...] Il finira tout saoul heureux, dans les caves, le fameux péril jaune ! [...] en passant où vous savez... Reims... Epernay... de ces profondeurs pétillantes que plus rien n'existe... »*

Remède populaire contre « les crises de foie », l'action bienfaisante du champagne s'explique par sa légère acidité et par l'action rapide de ses composants au niveau du duodénum.

Dans un premier temps, le champagne agit d'abord par contact direct sur la muqueuse du duodénum en provoquant immédiatement la libération des hormones digestives. Dans un second temps, il excite les nerfs vagues qui prennent la relève pour encourager le travail du foie et du pancréas. Il semble que ce soit dans la mauvaise répartition des rôles entre les hormones et les nerfs que réside la cause de la crise de foie. Leur asynchronisme, leur manque de coopération et de synergie, et non leur maladie, seraient à la source de ces ennuis digestifs que soulagent dans la plupart des cas les sels minéraux et les composés organiques du champagne.

CHAPITRE VI

DROGUES ET INTOXICATION
(tabagisme, abus de tranquillisant, somnifère...)

Les Français consomment chaque année cinquante six millions de boîtes de somnifères et soixante dix millions de boîtes de tranquillisants. On peut évaluer à près de deux milliards de francs le marché des drogues du sommeil et des anxiolytiques, barbituriques et benzodiazépines. Nos compatriotes sont hélas « camés » aux tranquillisants. Plus de trois milliards de doses de ces produits sont demandées bon an mal an ! C'est cinq fois plus par habitant qu'aux Etats-Unis.

Les anxiolytiques, couramment appelés tranquillisants, sont ces substances psychotropes nées de notre civilisation du stress et inventées pour dissiper l'angoisse névrotique de cette fin de siècle. La famille des benzodiazépines est très largement utilisées dans ce but. Si ces chiffres n'ont jamais encore été divulgués, c'est que les grands laboratoires n'entendent pas porter seuls la responsabilité de cette « consommation de masse » concernant des produits souvent déconseillés par les associations médicales. L'un des responsables de ce phénomène est sans doute le consommateur lui-même qui préfère une pilule-miracle à la prise en charge des raisons de son angoisse.

Que cette classe de médicaments ait des indications réelles, comme le traitement d'angoisse agitée, est indéniable. Mais comment expliquer que ces benzodiazépines soient le type de médicaments le plus répandu en France ? L'une d'elles, le Témesta, s'est vendue en un an à plus d'un milliard de comprimés. Cette grande star de notre pharmacopée a fait de nous le peuple le plus calme chimiquement !

Ce marché fabuleux est partagé entre une trentaine de fabricants dans le monde. Paradoxalement, l'Italie et la Suisse, qui ne sont pas les plus gros consommateurs de ces drogues, sont les fournisseurs les plus importants. Bonne politique et bonne sagesse obligent, mieux vaut exporter le mal que de le consommer chez soi.

De l'autre côté, le « sommeil en pilule » s'est également hissé au rang d'une consommation de masse. Si l'ampleur actuelle du marché de ces médicaments est un fait économique, elle est aussi un fait de civilisation : elle indique à tout le moins une adhésion collective à un certain mode de résolution des problèmes, une quête et une valorisation de l'efficacité rapide, sans doute plus profondément encore, une nouvelle morale.

La gravité de ce phénomène d'intoxication collective est certes « techniquement » moindre par rapport aux drogues dures, mais cet abus n'est absolument pas sans danger. Une enquête récente montre que les femmes recourent plus que les hommes à l'usage répété de ces produits. Cela provient en partie des caractéristiques de leur sommeil. La qualité du repos nocturne des femmes est en effet inférieure à celle de leur conjoint.

La consommation des hypnotiques et anxiolitiques varie curieusement suivant les régions. Le plus grand usage en est fait dans la région parisienne, viennent ensuite l'Ouest et le Sud-Est, puis le Limousin et les Charentes-Poitou. L'Alsace et la Champagne connaissent le taux le plus bas, 11 % de moins que la moyenne nationale. Il est curieux de constater que dans l'Est et le Nord, régions pourtant fortement touchées par de graves problèmes économiques, on semble calmer son anxiété autrement que par des médicaments.

Mais comment expliquer le succès foudroyant de ces tranquillisants au pays des enfants d'Astérix pourtant fort connus pour leur turbulence ?

Les benzodiazépines exercent d'abord une action anxiolytique : elles gomment la peur comme par enchantement. Elles provoquent un relâchement des réflexes de défense tout en entraînant la somnolence. Leur action sur le cerveau abaisse la vigilance et la psychomotricité. Mieux, elles se montrent capables de potentialiser l'effet des autres drogues comme le tabac, l'alcool ou les autres somnifères. Leur mode d'action reste plutôt obscur.

L'anxiété, loin d'être notre ennemie jurée, constitue en fait un merveilleux mécanisme de défense. Elle modifie le fonctionnement des organes placés sous le contrôle du système nerveux périphérique. Les rythmes cardiaques et respiratoires s'accélèrent, le sang afflue rapidement et gonfle les muscles. Les glandes surrénales sont les premières à recevoir le signal de « danger » émis par le cerveau et déclenchent l'état d'alerte, notamment en envoyant des poussées d'adrénaline, hormone qui justement permet à l'organisme de s'adapter aux agressions extérieures. Ce bouleversement interne concerne une fonction vitale importante, dans la mesure où l'anxiété, moteur de la créativité, est nécessaire à l'homme. Elle apportait déjà à nos ancêtres de la préhistoire le surplus inespéré d'énergie pour terrasser les espèces féroces, ou tout au moins pour rassembler leur dernière force et s'enfuir.

Devant tant d'illusions factices offertes par la toute puissante technologie, il faut s'interroger comme le fait Cioran dans les *Syllogismes de l'amertume* : *« Dans les tourments de l'intellect, il y a une tenue que l'on chercherait vraiment dans ceux du cœur. [...] Le scepticisme est l'élégance de l'anxiété. »*

L'angoisse fut même pour Paul Valéry une compagne fidèle, muse de son génie, contre laquelle pourtant il combattit durant toute sa vie, par tous les moyens. Notre poète n'ignorait certes pas le soulagement que lui procurait ce vin exceptionnel qu'est le champagne. Et ce fut lors de ces instants radieux qu'il fut fasciné par son *« étrangeté d'exister »* : *« Angoisse, mon véritable métier »*, s'exclama-t-il face à *« l'impuissance de l'esprit à l'égard de l'esprit »*. Paul Valéry fut certainement la plus grande victime de cette angoisse à la fois obsédante et inspiratrice. Il n'y a pas de doute que le sujet d'un tel comportement serait de nos jours gavé de Valium, surtout si à l'instar du poète il osait avouer : *« Le cas aigu se présente dans les anxiétés pour respirer, pour uriner, éliminer et dans celle du coït, qui est anxiété haletante précipitée. »*

Heureusement pour lui, la chimiothérapie de la pensée n'était pas encore à la mode. Et on ne trouvait pas « schizoïde » d'être envahi par cette étrange sensation : « *Parfois, je ressens infiniment que je n'ai rien de commun, avec quoi que ce soit, dont moi-même.* »

Au niveau de la circulation sanguine, ces divers médicaments ne se comportent pas de la même façon. Les plus tenaces manifestent parfois une curieuse particularité : détruits et transformés au sein des cellules du foie, ils peuvent devenir de nouvelles benzodiazépines qui poursuivent leur emprise sur le cerveau après la fin de l'effet initialement prévu. Leur ravage se prolonge alors dans l'organisme, et s'ajoute à celui des pilules que le sujet prend à nouveau.

Selon la vitesse de dissolution du produit dans la graisse, certaines molécules franchissent plus facilement la barrière de contrôle qui entoure le cerveau. Une demi-heure suffit à l'Halcion, mais il faut deux à quatre heures au Seresta pour créer ce paradis artificiel.

L'élimination de ces substances dépend de l'état de fonctionnement du foie. Tout ce qui ralentit le travail des cellules du foie dans cette épuration entraînera automatiquement l'accumulation de ces molécules toxiques. Nous verrons ultérieurement comment l'organisme parvient à échapper à cette intoxication.

De plus la conservation partielle des molécules de somnifère et de tranquillisant entrave également la destruction des autres déchets de l'organisme.

Lorsque le champagne est absorbé en très petite quantité, il stimule au contraire l'activité des cellules du foie et augmente l'efficacité des enzymes de purification.

Ce processus est efficace, à condition que le vin soit absorbé en quantité modérée. L'imprudent qui ingère trop de champagne pourra très vite arriver à une situation inverse. L'excès induit aussitôt l'affolement et la paralysie des enzymes, l'épuration s'arrête tandis que le surplus de vin agresse la cellule au lieu de l'aider. Tel est le paradoxe des effets du champagne, dont il faut être conscient si l'on veut exploiter ses qualités épuratrices.

Plus étonnant encore, l'organisme de certains sujets se montre capable de s'adapter progressivement lorsque la prise du toxique se prolonge et que sa dose s'élève. Leur foie réagit alors en produisant beaucoup plus d'enzymes que nécessaire en vue de neutraliser le poison. Il en résulte un équilibre biologique qui s'installe, permettant au foie de rester indemne.

L'énergie et les ions supplémentaires contribuent, lors de la prise modérée de champagne, à activer l'action de ces enzymes. Comme ces dernières ne travaillent pas toutes en même temps, certaines d'entre elles seulement chassent les toxiques, tandis que les autres restent en réserve et attendent leur tour pour agir. Il est probable que sous l'appel du vin, toutes les enzymes se réveillent en même temps pour éliminer les substances indésirables.

L'albumine constitue notre première barrière de défense contre les molécules toxiques. Dès que ces dernières pénètrent dans le sang, la plupart d'entre elles sont prises aux pièges que leur tend l'albumine. La capacité de détoxication du champagne s'exerce par cette voie, en activant l'état d'attraction électrostatique de l'albumine par un enrichissement ionique.

Mais il n'y a pas que les enzymes et les albumines qui sont chargées de nous défendre contre l'empoisonnement, chacune des cellules est de surcroît armée de pompes spéciales, dont la fonction est d'accrocher puis d'éjecter, hors de la cellule, les substances toxiques.

Ce travail exigeant une grande dépense d'énergie, il devient clair que l'apport fourni par le champagne contribue à l'activation rapide de l'épuration. Sur la paroi intestinale, comme sur la face interne tapissant l'intérieur des artères et des veines, ces pompes chassent une grande partie des produits toxiques hors de la cellule envahie. A tous les niveaux donc, des barrières de sécurité veillent et sont susceptibles d'être améliorées si l'on sait les encourager par une aide énergétique appropriée. C'est probablement par ce biais que s'exercent les vertus du champagne sur notre faculté de désintoxication. C'est parce qu'il constitue un processus naturel de défense, à la fois efficace et délicat, toujours susceptible cependant d'être paralysé par toute démesure, y compris par l'excès de vin, que l'on doit l'exploiter davantage en tant que remède qu'en tant que boisson.

Car toute surabondance d'énergie déséquilibre immanquablement la subtilité de ce mécanisme physiologique qui existe chez toutes les espèces animales, constamment soumises à l'agression chimique du milieu extérieur.

Empiriquement, la tradition a toujours exploité cette propriété régulatrice du champagne. Le tsar Pierre le Grand, qui souffrait de la toxicité du tabac et de l'eau-de-vie, en avait fort apprécié les qualités épuratrices lors de son voyage en France. Philippe V, roi d'Espagne en buvait pour calmer ses nuits agitées. André Chénier fit de même. Bien d'autres hommes célèbres, Pouchkine, Goethe, Byron, Claudel, Camus ont trouvé la sérénité dans ce vin euphorique et pétillant, comme ces *« honnêtes gens fort graves, qui le soir s'emplissaient de champagne comme d'un gaz propice, afin de pouvoir monter dans la nuit »*. (Hoffmann, *Le Chat Mur*). La seule façon de prévenir l'angoisse, c'est la connaissance, l'accession au savoir traditionnel et moderne. Ainsi, devient-on plus solidaire de son milieu, de son espèce et de sa culture. Lorsqu'il y parvient, l'homme est moins vulnérable et a moins besoin de pilules.

CHAPITRE VII

ÉTAT DÉPRESSIF ET ANGOISSE

« Jusqu'aux cieux la Champagne élève
De son vin pétillant la riante liqueur... »

Malgré ce bel hommage rendu à la gaieté de ce vin effervescent dans l'ode de Grenant (1718), le siècle des Lumières fut pourtant celui de la *« folie vaporeuse »*. Ce terme englobait toutes les misères du corps et de l'esprit désignant des « humeurs erratiques », aussi imprévisibles qu'indéfinissables, qui ravageaient surtout les jeunes femmes. Les manifestations de cette curieuse maladie étaient disparates. Désintérêt, isolement, conduite incohérente, comportement désadapté, indifférence à l'entourage, repliement sur soi-même, irritabilité, torpeur, impulsivité constituaient autant de bizarreries observées lors des crises. Ces « vapeurs ou fumées de l'humeur » furent la bête noire des jeunes filles, des parents, et surtout des médecins qui eurent à les combattre depuis le XVIIIe siècle. Cette « vapeur » mystérieuse, mot à la fois flou et poétique, dévastait le corps et l'esprit de ses victimes. Ce mal inextirpable recouvrait en réalité les symptômes les plus divers, les plus inattendus aussi. Suicide d'appel, guérison miraculeuse, rires et larmes incontrôlables en étaient parfois les manifestations.

La médecine moderne préfère utiliser le mot « dépression » ou « état dépressif » pour désigner ces manifestations incompréhensibles. Ces termes, bien plus scientifiques, n'expliquent pas pour autant l'origine du phénomène. Car la dépression n'est nullement une maladie, c'est un symptôme au même titre que la fièvre ou la douleur et ses causes sont multiples.

La parfaite ignorance du mécanisme de ces « fumées de l'esprit » permit de tout temps aux hypothèses les plus fantaisistes de s'échafauder. « Caractère erratique », « racornissement général », « éréthisme nerveux », « hypcondrie », « comédie mondaine » « maladie de riche », beaucoup d'hypothèses ont été émises sur ce sujet depuis l'époque de la *Dame au camélias*. Au XIXe siècle, il était d'ailleurs de bon ton pour les jeunes filles issues d'une classe sociale élevée d'être un peu « vaporeuses », cela procurait un charme « romantique » irrésistible.

Au Musée des beaux-arts de Washington, on peut encore admirer une belle lithographie de Jean Louis Charmet (1823) représentant une jeune fille en crise, alors que son fiancé, caché dans un coin, s'en réjouit ! *« La plupart des femmes qui jouissent des commodités de la vie sont vaporeuses »*, disait la médecine de l'époque. On supposait que ce mal émanait d'une matrice malade, envahissait ensuite l'organisme pour provoquer des convulsions, des évanouissements et des crises d'hystérie. En bonne logique, les vapeurs étaient donc l'apanage exclusif de la femme.

Le docteur Raulin, auteur du célèbre traité des *affections vaporeuses du sexe* (1759) avait sonné l'alarme : *« Les vapeurs qui affligeaient la plus belle partie de l'humanité dès la naissance de la médecine... sont devenues plus compliquées, plus épineuses, plus difficiles à guérir et plus nombreuses »*. Cette description terrorisa nos aïeuls durant près de trois siècles. Ce n'est qu'à notre époque que l'épidémie commença à reculer grâce à la connaissance de la biochimie du cerveau. Les médicaments tranquillisants n'ayant pas encore été découverts, on recourait simplement à l'effet de l'alcool ou du vin pour *« chasser les vapeurs et réveiller les humeurs »*.

Rien d'étonnant donc que le vin d'Aï fut apprécié en raison de son *« efficacité à la fois légère et agréable »*, capable de guérir les hypocondries, et de rétablir l'équilibre entre l'esprit et le corps meurtris. Ce remède, bien que tout à fait empirique, s'est montré fort utile.

Les hommes les plus illustres, souffrant du « mal de siècle » ou du « mal d'amour », n'hésitèrent pas à recourir à ce traitement plein de charme et d'espoir, à ce vin incomparable qui fut même capable d'effacer l'amertume d'Alfred de Vigny rongé par tant de déceptions. Mirage d'un instant, illusion éphémère, brillant de lumière et d'espoir :

> *« Après le cri de tous, chacun rêve en silence,*
> *Dans la mousse d'Aï luit l'éclair d'un bonheur. »*

Le champagne, parvenu au rang de remède populaire contre l'angoisse et la tristesse, allait remporter un succès foudroyant auprès de ceux qui cherchaient au fond de la coupe l'oubli et la consolation :

> *« Le champagne ruisselle,*
> *Il mousse, il étincelle*
> *Et ressemble à vos vers... »*
>
> Claude-Joseph Dorat — *L'Orgie*.

Poètes, artistes, amoureux célébraient ainsi, et célèbrent encore à travers les siècles et les continents, les vertus féeriques de cette liqueur inspiratrice. Parfois, *« les liaisons commencent dans le champagne et finissent dans la camomille »*, faisait remarquer Valery Larbaud. Cela n'empêcha point Rimbaud de chanter sa joie dans ces vers passionnés :

> *« Amoureuse de la campagne*
> *Semant partout*
> *Comme une mousse de Champagne*
> *Son rire fou. »*

C'est ainsi que l'on se soigna pendant plus de deux siècles, chaque fois que l'on cherchait à calmer les angoisses ou à éviter les dépressions. Il faut reconnaître que cela ne devait pas être trop désagréable.

Le champagne, pétillant de bonheur, ne guérissait sûrement pas le désespoir, mais, au moins, n'avait-il, toute proportion gardée, aucune incidence négative, contrairement aux tranquillisants aussi puissants que redoutables.

Cette règle de modération a-t-elle été respectée ? Cela n'est pas évident, particulièrement pendant les moments d'égarement et de solitude : « *C'est important quand on fait une déprime de sentir qu'il y a quelqu'un qui s'intéresse à vous...* »

Cette solitude atroce que nous peint Emile Ajar, dans *L'Angoisse du roi Salomon*, illustre l'état poignant du déprimé qui a tendance à boire sans limite, alors qu'une très petite quantité de ce vin suffit largement à calmer. Reconnaissons cependant que ce remède ancestral a rendu un immense service à de nombreuses générations d'hommes et de femmes qui y ont puisé momentanément le réconfort et l'espoir.

Puis la psychanalyse s'imposa. Freud s'empara de cette affaire de vapeur. Désormais, la dépression était devenue une maladie, une manifestation « schizoïde », sinon schizophrénique. La considérer comme un charme ou un caprice était passé de mode. Les analyses et les théories psychanalytiques scrutèrent le subconscient jusque dans ses moindres recoins. Tout, pratiquement, fut décrit sur ces états déprimés, sauf le mécanisme physio-pathologique qui les déclenchait.

Un jour en 1950, un chirurgien de la Marine Française, le professeur Henri Laborit, découvrit le premier tranquillisant : la chlorpromazine, notre Largactil. Il démontra envers et contre tout que la dépression était chimiquement curable quelle qu'en eût été la cause. La conquête de la neurobiologie commençait. L'Amérique récompensa Laborit et l'accueillit comme un enfant prodige, tandis qu'il resta fort contesté dans sa patrie.

Depuis plus d'un demi-siècle en effet, nous vivons sous le dogme freudien. Force est pourtant d'admettre que, grâce à cette découverte inattendue, une dimension nouvelle s'ouvre dorénavant aux chercheurs. La dépression, ainsi que bien d'autres affections du psychisme, résulte souvent d'un dérèglement biochimique dans le fonctionnement du cerveau, au niveau des interactions complexes des messages venus de l'intérieur et de l'extérieur. La dépression doit être considérée comme un simple dysfonctionnement guérissable par l'action conjuguée des médicaments et de la psychothérapie. Au-delà de la découverte scientifique, c'est véritablement vers un progrès psycho-sociologique que conduit le travail d'Henri Laborit. En démontrant que le vrai problème de la dépression se situe dans le dialogue électro-chimique entre les cellules et les circuits du cerveau, il permet enfin d'annihiler les préjugés dans lesquelles se débattaient les déprimés et leur famille. Aberrations et spéculations insoutenables, semblables au mythe du péché originel, sont devenues inappropriées devant l'immense progrès de la neurobiologie. Depuis, les découvertes se sont succédées celle du lithium d'abord, puis celles de bien d'autres tranquillisants visant à moduler les réactions chimiques qui sous-tendent toutes les activités mentales.

La « révolution des tranquillisants » dispose aujourd'hui de deux catégories de remèdes puissants :

1. Les neuro-leptiques ou tranquillisants majeurs capables non seulement de soigner, mais encore de guérir les troubles psychiques graves (paranoïa, psychose dépressive, schizophrénie...).

2. Les anxiolytiques ou tranquillisants mineurs qui réduisent l'anxiété, l'insomnie et l'angoisse. Leurs modes d'action rejoignent ici ceux du vin, autrefois prescrit dans ce but, ce qui s'explique par la présence de certains éléments calmants, et en particulier par celle du lithium.

Rien n'échappe désormais à l'empire de ces puissants tranquillisants dont l'usage se répand chaque jour. La médecine peut difficilement éviter les pièges de leur généreuse profusion. Trop grave et trop mouvante pour s'adapter à la rigueur de l'analyse logique, la dépression, avec son cortège de signes inclassables, sinon incompréhensibles, tend à être systématiquement combattue à coup de tranquillisants, dont les effets secondaires peuvent être parfois aussi invalidants que l'affection en cause. Ce traitement finit presque par fonctionner comme un système captatif qui plie l'infinie dimension de l'homme à sa propre logique. Son champ illimité englobe vaillamment toutes les misères du corps, les infortunes de l'esprit et les faiblesses de la civilisation. Féconde et prodigue, mais généralisée et approximative, cette chimiothérapie du cerveau inspire la méfiance et l'interrogation. Le temps n'est plus où le mot « vapeur » fut consacré pour exprimer *« le cercle d'humeur, de jolies inégalités, de bouderies, de grimaces, de petites manières, de minauderies dans lequel une femme doit être continuellement ballottée pour être ce qu'on appelle une jolie femme »*. Evanouissements, migraines diplomatiques, palpitations et larmes feintes n'intéressent plus personne, sauf le théâtre de boulevard.

Au cours des deux dernières décennies, les sciences du système nerveux se sont trouvées au centre d'une révolution qui paraît bien silencieuse face au tapage médiatique de la conquête de l'espace. Il s'agit cependant de la plus grandiose conquête que l'homme puisse jamais entreprendre : celle de son propre cerveau.

Naturellement, ces progrès fantastiques, encore impensables il y a si peu de temps peuvent aussi être utilisés d'une manière destructrice. Tout dépend de ce que l'homme veut en faire : mieux aider le cerveau ou, au contraire, l'asservir. Il devient évident que la prise prolongée des médicaments psychotropes, et autres tranquillisants entraîne inévitablement des effets indésirables. Si l'efficacité de ces médicaments n'est plus à prouver, en revanche, leur usage devrait être étroitement surveillé, réglementé et ajusté tant au niveau de la durée que de la quantité et toujours en tenant compte du terrain, de la cause, de la gravité, et de la tolérance individuelle...

La légende raconte que Danton, face à sa guillotine, aurait réclamé un verre de champagne. Après l'avoir vidé, il aurait crié avant de mourir : *« Vive l'Ay et la liberté ! »*

Incontestablement, la réaction initiale du cerveau après la première gorgée permet souvent d'oublier bien des tristesses et des soucis. C'est effectivement cette vertu étonnante qui a toujours permis de réconforter *« tous les dépressifs de la planète, minés par les épreuves morales et physiques de cette chienne de vie ! »* (Catherine Paysan).

Parallèlement, ces mêmes décharges hormonales du cerveau provoquent des visions intérieures indescriptibles qui inspirent les créations artistiques les plus émouvantes.

De Diaghilev à Stravinski, de Picasso à Jean Cocteau tous les artistes ont apprécié la magie profonde, à la fois *« spirituelle et joyeuse »*, de ce vin dont les bulles ont toujours embelli le royaume de l'imaginaire. Cette conception presque *« musicale et odorante de l'univers et de la créativité »*, selon l'expression d'Alphonse Daudet, a de nombreuses fois guidé Daumier, Manet, Utrillo, Toulouse-Lautrec, Cézanne, ou Dali... Chaque artiste a interrogé à sa manière, la Muse sublime qui murmure dans cette mousse chantante.

Jean Lurçat, avec le *Chant du Monde* inspiré de l'Apocalypse de Saint Jean, dédia au champagne une œuvre grandiose : *« Après l'horreur, j'ai voulu décrire l'homme en accord avec le monde, l'homme et nos raisons de vivre.* » Un jaillissement de vie et de joie né de la Terre, du Soleil, de la vigne et du travail des hommes.

« Le champagne aide à l'émerveillement ». Cette remarque judicieuse serait de George Sand. Nous savons qu'à l'état normal, le cerveau sécrète une certaine quantité de substances calmantes, dont le rôle est de nous permettre de lutter contre l'angoisse, engendrée par les agressions de toute nature venant de l'environnement. Dans certains cas, le déséquilibre de ces « morphines naturelles du cerveau » est susceptible d'entraîner la chute du dynamisme.

Certains essais thérapeutiques ont permis de mettre en évidence que les accès dépressifs diffèrent selon qu'ils sont dûs à l'excès, au manque ou au désordre de telle ou telle variété de substances élaborées par le cerveau. C'est ainsi que, dans une certaine mesure, le champagne peut aussi bien harmoniser ce ballet de molécules, grâce à l'apport supplémentaire d'énergie et d'éléments variés, que tranquilliser grâce à l'enrichissement en lithium qu'il contient à l'état de trace.

Curieusement, ce lithium, dont le jus de raisin est riche, n'est pas un minéral provenant de notre planète. Ni les éruptions volcaniques ni le refroidissement de la croûte terrestre ne sont à l'origine de cet élément, il nous arrive de l'espace cosmique. Sa genèse est opérée par le bombardement des poussières de l'espace sous la percussion fantastique des rayons cosmiques venant des confins de l'univers. Des débris contenant ce lithium arrosent ensuite la Terre et ses océans. C'est en puisant dans le sol pour élaborer sa sève que la vigne stocke des traces de ce corps dans le jus de la grappe, ce qui explique la présence du lithium dans le vin (voir Annexe p. 205).

On a pu observer à de nombreuses reprises que le champagne exerce une action sur les réactions des individus, c'est pourquoi il est essentiel de savoir comment ce que l'on mange ou ce que l'on boit se répercute sur ce que l'on fait. En réalité, les idées et les croyances sur les liens entre aliments et comportement existent depuis des milliers d'années. L'utilisation des aliments en tant que remède contre l'anxiété remonte à des temps immémoriaux. Dans l'Antiquité égyptienne, l'oignon fut utilisé pour favoriser le sommeil, les amandes et le chou pour lutter contre l'intoxication, le sel pour prévenir la fatigue (ce qui est fort compréhensible dans un pays où la transpiration est excessive pendant la saison chaude).

Aujourd'hui, nutritionnistes et neurophysiologistes pensent que certains aliments renferment des substances particulières dont l'action s'assimile à celle des neurotransmetteurs (voir Annexe p. 206). Une fois ingérés, ils contribuent à l'élévation des molécules susceptibles de modifier le comportement.

Cependant, le terrain enzymatique individuel, ayant toujours le dernier mot, pourra préférer et imposer la prédominance de la tristesse, sombre victoire que Baudelaire dépeint à travers ces deux vers :

> *« Et l'angoisse atroce, despotique,*
> *Sur mon crâne incliné plante son drapeau noir »*

Mais c'est aussi le rare cas où les substances tranquillisantes du champagne réussissent à inverser une situation désespérante.

Les individus résistent plus ou moins bien aux agressions émanant de l'extérieur ou de l'intérieur, certains adoptent immédiatement une tactique pour résoudre leur problème, tandis que d'autres répondent par une anxiété prolongée perturbant aussi leur comportement. Ce sont surtout ces derniers qui recourent à des tranquillisants, dont la prise prolongée crée une habitude qui se transforme peu à peu en accoutumance.

Beaucoup d'entre eux pourraient égayer leur humeur avec autant d'efficacité en savourant une petite flûte de vin frais.

L'une des victimes les plus célèbres de ces états dépressifs aggravés fut le milliardaire Howard Hughes. Durant toute sa vie, il fut hanté par la crainte d'une contagion microbienne et vécut comme un ermite, entouré de rites complexes visant à éviter toute contamination venant de l'extérieur. Les personnages qui souffrent de ces anomalies caractérielles sont nombreux. Zola nous conte cette soudaine et généreuse allégresse de *Nana*, transformée par ses coupes de champagne, au milieu des *« bouchons qui partaient avec de faibles détonations, emportées par le vent... »*. Balzac dans

La Peau de chagrin évoque « *des hommes fouettés par les piquantes flèches du vin de Champagne impatiemment attendu, mais abondamment versé.* » L'euphorie foudroyante, artificiellement provoquée, prouve que l'abus du vin peut également conduire à une situation incontrôlable. Ces désordres dûs à la dépression sont désormais curables grâce à de nouveaux anti-dépresseurs associés à une thérapie comportementale adaptée, où l'on expose le patient à la situation redoutée afin de lui apprendre à la maîtriser. Le temps n'est plus où Daudet restait impuissant devant « *cette pensée qui ne le quittait pas. C'était une obsession, une angoisse perpétuelle* ».

A la mort de son frère, Guy de Maupassant confia ceci : « *Je crois que je mourrai fou moi-même... Je suis de la famille des écorchés...* » La peur de la folie ne le quittait plus. Il voulait fuir, se fuir. Mais, partout, son obsession l'accompagnait ! Le temps de la volupté où l'on sablait le champagne avec Mademoiselle Fifi, « *douce et délicieuse sous la lèvre et sous les mains* », était bien loin. Délire et paralysie le brisèrent chaque jour davantage. Il tenta même de se donner la mort. « *Chacun de nous se fait simplement une illusion du monde* », soupira-t-il dans l'immense solitude de sa détresse.

Par la multiplicité de leurs causes et de leurs manifestations, par la complexité de leur genèse biologique, qui est loin d'être entièrement clarifiée, on conçoit qu'il ne peut exister un traitement standard valable pour toutes les formes de dépression. Selon leur gravité ou leur bénignité, leur traitement ne relève pas systématique des antidépresseurs, ni des oligo-éléments du vin. Bien que Molière, depuis 1673, ait choisi de caricaturer la pusillanimité du *Malade imaginaire*, l'hypocondrie de Monsieur Argan n'a jamais changé depuis. Par cette création, Molière voulait peut-être conjurer sa propre tristesse au moyen du comique, élément moteur du « traitement moral ». Et voilà que, le 17 février 1673, une semaine après la représentation où Molière tint le rôle d'Argan, il succomba à une « fluxion de poitrine ». L'événement tragique rappela aux rieurs que l'hypocondriaque était aussi mortel.

A la veille de l'an 2000, ces « vapeurs » sont toujours là, mais sous d'autres noms. Elles encombrent de plus belle les salles d'attente des médecins. L'inquiétude du malade « imaginaire », pierre d'achoppement des méthodes qui, malgré leurs fantastiques percées technologiques, ne sont pas encore parvenues à comprendre vraiment l'articulation du corps et de la conscience, continue de défier douloureusement les progrès de la médecine.

CHAPITRE VIII

INSOMNIE

Lady Anne : — Que l'insomnie habite la chambre où tu couches !
Gloucester : — Elle y habitera, madame, jusqu'à ce que je couche avec vous.
Lady Anne : — Je l'espère.

Si William Shakespeare avait su qu'un jour l'homme inventerait le champagne, breuvage capable de procurer le sommeil et de rendre amoureux, il aurait peut-être écrit autrement cette scène de *Richard II*. Beaucoup de nos contemporains sont hélas souvent victimes de leurs nuits blanches. Certains en souffrent tellement qu'ils finissent par croire que *« l'insomnie est la seule forme d'héroïsme au lit »* (E.M. Cioran).

Il est hors de doute que les machines à vapeur et l'électricité ont contribué à faire apparaître l'insomnie dans le monde. En effet, jusque là, dormir et rêver avaient toujours constitué des activités scrupuleusement ritualisées. Chez les peuplades primitives, tout comme dans les antiques civilisations, des règles immuables entouraient le sommeil. L'âme (ou le souffle) du dormeur quittait son corps pour aller se promener dans un autre monde peuplé par les ancêtres, les divinités, et les esprits du clan. C'est pourquoi, il ne fallait jamais réveiller l'homme endormi, de crainte que son âme ne s'égarât ou ne se trompât de corps ! C'est souligner la place primordiale qu'ont occupé les images mentales et les songes dans les religions primitives. Mais l'homme moderne échappe-t-il vraiment à l'emprise de cette croyance traditionnelle ? Pourquoi devons-nous dormir en fait ? Un conte d'Amazonie nous l'explique :

« A l'origine des temps, le soleil était fixe dans le ciel et les hommes ne cessaient de travailler. Lassés, ils décidèrent d'acquérir le sommeil auprès du Maître de la nuit. Celui-ci le céda aux hommes sous la forme d'une petite boîte qu'ils ne devaient ouvrir qu'une fois de retour au village. Poussés par la curiosité, les hommes l'ouvrirent en chemin. Aussitôt, la nuit s'en échappa et plongea la forêt dans l'obscurité. Ce n'est que lorsque les hommes parvinrent à leur maison que les choses se régularisèrent : dorénavant le temps fut également partagé entre la clarté du jour et le noir de la nuit. Les hommes purent ainsi travailler et se reposer en de juste proportions... »

La morale de cette fable réside peut-être dans l'éloge de l'accord harmonieux entre les hommes et le rythme de la nature, qu'il convient de respecter par des rites particuliers. La quasi-totalité des peuples entourent leur sommeil de précautions bien définies afin de tirer le maximum de profit de ce repos bienfaiteur. Ils en ont ainsi fixé la périodicité, précisé la durée, lui ont assigné des lieux spécifiques et ont prescrit aux dormeurs des attitudes et des règles d'usage. Sous la tente des Touaregs par exemple, la coutume veut que l'homme dorme du côté nord, la femme du côté sud. Malgré leur longue nuit polaire qui dure plusieurs mois, les Esquimaux s'efforcent de maintenir une alternance régulière dans leurs activités. Ils accordent leur sommeil au mouvement quotidien de la lune et des astres.

Partout et de tout temps, l'humanité s'est toujours entourée de mille précautions pour pénétrer dans le monde de la nuit, dans le but d'y trouver un sommeil profond et paisible. Car rien n'est plus pénible que de ne pas pouvoir s'endormir ! *« C'était l'heure où le chagrin s'ouvre quelque part, comme un pétunia, pour l'insomnie. »* (Léon-Paul Fargue).

Bien qu'apparemment inerte, le sommeil est pourtant source de créativité pour bien des poètes, artistes et savants. Le grand chimiste allemand Kekule a résolu l'énigme de la structure moléculaire du benzène pendant un rêve. L'archéologue Hilprecht a ainsi réussi à trouver la clé de la traduction de la pierre de Nabuchodonosor. De son côté, le prix Nobel de physique, Szetn-Gyorgyi, a déclaré : *« Je m'éveille parfois au milieu de la nuit en tenant la réponse aux questions qui m'embarrassaient. »*

L'univers onirique est sans aucun doute l'Eldorado, la terre promise, où le dormeur va puiser son inspiration. C'est ainsi que Stevenson a attribué l'origine de *Docteur Jekyll et Mr. Hyde* à ses rêves. Coleridge a écrit son poème *Kjubla Khan* après un songe merveilleux. Byron adorait boire une flûte de champagne avant de s'endormir. Ce vin aurait eu la vertu de lui procurer un sommeil réparateur. Les plus beaux vers de *Don Juan* furent même composés après un séjour au royaume de Morphée. Il aimait conseiller à ses proches et à ses amis de l'utiliser en cas d'insomnie comme le seul breuvage capable d'éloigner les cauchemars et les chagrins. *« Rien de plus délicieux dans la vie que le coin du feu, une salade de homards, du champagne et la causette »* a-t-il écrit dans *Don Juan*.

Thomas Edison, Raymond Poincaré, Paul Doumer connaissaient également ce remède et en usaient pour combattre leur insomnie, faute de quoi ces personnalités ne dormaient que trois à quatre heures par nuit. Et c'est souvent ainsi que, délivrés de leur hantise de ne pas pouvoir s'endormir, ils sont parvenus au réveil à résoudre les mille problèmes qui les préoccupaient.

A vrai dire, nous ne connaissons que fort peu de chose sur cet univers mystérieux qu'est le sommeil. Malgré les multiples travaux, dont ceux mondialement célèbres du Professeur M. Jouvet de Lyon, on ignore toujours pourquoi nous dormons. Il s'agit là d'un sujet d'étude particulièrement difficile, car, de toutes les espèces animales les humains sont curieusement les seuls à se plaindre de leur sommeil. Dès lors, faut-il se résigner en disant comme Proust : *« Un peu d'insomnie n'est pas inutile pour apprécier le sommeil, projeter quelque lumière dans cette nuit »* ; ou adopter le stoïcisme de Pierre Pachet et considérer son sommeil comme une *« aventure sinistre de tous les soirs »* ; ou bien encore à l'instar d'Aragon l'appréhender comme un univers carcéral : *« La prison, ce doit être bien cela, une insomnie qui dure... »*

Dans l'état actuel de nos connaissances, la réalité du rêve et la finalité du sommeil nous échappent encore. Mais tout le monde s'accorde pour dire que le sommeil comme le rêve sont indispensables à la santé. Même un sommeil accompagné de cauchemars demeure réparateur et n'empêche pas le cerveau de se réarmer pour affronter une nouvelle journée.

Il peut arriver que l'on découvre chez une personne, qui se plaint d'insomnie, que son sommeil a bel et bien eu lieu, et le prouver par les courbes électriques enregistrées pendant qu'elle dormait. Cette personne n'ayant pas pu rêver, n'a donc réalisé qu'un sommeil incomplet et superficiel, non intégré par sa conscience. Il semble que beaucoup de cas d'insomnie soient en réalité cette absence d'intégration qui ne peut s'accomplir que par le rêve.

Il existe une autre forme d'insomnie, peut-être la plus fréquente, qui est provoquée par le décalage du rythme biologique. Au lieu d'avoir envie de dormir vers vingt-trois heures par exemple, certaines personnes éprouvent ce besoin impérieux vers treize heures, tandis que d'autres somnolent vers dix-sept heures ou, au contraire, ne peuvent retrouver le sommeil que vers deux heures du matin. Ce décalage perturbe terriblement les horaires de repos imposés par le rythme du travail. Pour une personne qui doit se lever à six heures du matin, un tel trouble du sommeil devient forcément préjudiciable lorsque le petit matin coïncide avec le début d'une phase de sommeil à l'issue d'une nuit blanche. On conçoit le handicap de celui qui ne peut concilier son cycle de veille-sommeil avec ses exigences socio-professionnelles.

Parfois, une mauvaise irrigation des couches profondes du cerveau, suffit à provoquer la suppression ou le retard du sommeil profond. Il en résulte que le mécanisme d'intégration du sommeil devient insuffisant, voire impossible. Au réveil le dormeur n'éprouve plus cette sensation subjective et bienfaisante d'avoir passé une bonne nuit.

Beaucoup d'insomnies plus ou moins prolongées sont causées par l'activité exagérée du système de veille. L'excès de café, de thé, de cigarettes... en est fréquemment responsable. Un mode de vie sain, la pratique d'exercices physiques aident dans bien des cas à rétablir l'équilibre et à améliorer la qualité du sommeil.

Paradoxalement, c'est pendant la phase d'éveil que le cerveau fabrique des substances dont l'accumulation provoquera ensuite la venue du sommeil. A l'inverse, pendant que nous dormons, notre système nerveux prépare le cocktail chimique nécessaire au réveil. Les neurobiologistes ont cherché pendant longtemps les molécules chimiques sécrétées par le cerveau, qui entraînaient le sommeil et le rêve. Ils croyaient que c'était là le produit hypnogène, capable d'entraîner l'endormissement, alors que c'est, en fait, le contraire qui se produit, dans la mesure où ce sont les substances élaborées en plein sommeil qui préparent notre réveil ! Le cerveau construit son sommeil pendant toute sa phase vigile, et le dynamisme du réveil pendant sa phase endormie. C'est, curieusement, en étudiant notre état d'éveil que l'on parviendra un jour à trouver la clé du royaume des songes. Freud croyait que *« chaque rêve qui réussit est un accomplissement du désir de dormir »*. La neurochimie prouve que c'est plutôt l'inverse.

L'insomniaque, au lieu de préparer son sommeil, s'occupe au contraire de ses activités d'éveil. Ses facultés sensorielles sont aux aguets, alors que normalement elle devraient commencer à s'émousser. C'est ce que Simone de Beauvoir nous raconte dans ce passage : *« Le village aussi semblait dormir, mais il y avait sûrement des insomniaques qui épiaient tous les bruits... »*

Nous connaissons tous le célèbre tableau intitulé *Le petit paresseux* peint par Greuze montrant un enfant endormi sur son livre ouvert. Loin de paresser, le cerveau de cet enfant mémorise ce qu'il vient d'apprendre. En effet, c'est en réalité pendant le sommeil que s'active le phosphore servant à synthétiser les molécules de protéines qui fixent la mémoire, car le sommeil est aussi l'artisan caché de notre passé.

Dans certains cas très particuliers, le sommeil superficiel est accompagné de mouvements brusques des membres (la myoclonie), de crises d'étouffements qui réveillent en sursaut, de toux violentes peut-être provoquées par des troubles de la déglutition. La présence de ces symptômes prouve que l'insomnie n'est pas subjective et qu'elle nécessite un bilan médical pour éclaircir son mécanisme exact.

Il arrive même que le cerveau lucide refuse toute idée de repos : *« Avant de dormir soi-même, il faut faire dormir ses pensées. Mais cela ne va pas bien, car vouloir endormir une pensée, c'est penser ; et penser c'est s'éveiller. Toute pensée nous met en alerte ;*

et cela est naturel dans un univers qui n'a rien promis », déclare Alain, exaspéré, dans *Faire dormir ses pensées*. C'est précisément devant une situation aussi absurde que rebelle que l'auteur appréciait à sa juste valeur le repos salvateur procuré par un peu de bon champagne. Jean Cocteau n'ignorait pas, lui non plus, la vertu de ce vin, toujours fidèle à lui ouvrir la porte du royaume des songes ; il reconnut dans *La Difficulté d'être* que *« le rêve est donc l'existence normale du dormeur »*. Profondeur abyssale, naturelle et inexistante que Paul Valery immortalisa un jour dans ce vers :

« Dormeuse, amas doré d'ombres et d'abandons ».

La faculté quasi magique du champagne de procurer rapidement l'endormissement s'explique non seulement par l'apport de magnésium, de cuivre, de fer ionique et de calcium, mais surtout par la propriété spéciale des alcools supérieurs et du zinc qu'il renferme.

En général, une heure environ après l'absorption d'une flûte de champagne, l'insomniaque solitaire commence à bailler et éprouve le besoin irrésistible de s'endormir. C'est pourquoi, à la place des somnifères, la tradition conseille, à juste titre, à ceux qui dorment mal d'en boire un verre ou un demi-verre après le repas du soir. Cela assure presque toujours une nuit paisible et un réveil en forme. Il ne sert d'ailleurs à rien d'en boire davantage, sous peine au contraire de ne pas pouvoir se réveiller à l'heure malgré la sonnerie du réveil.

En plus de cet effet immédiat, on s'est aperçu que la teneur en zinc du champagne est extraordinaire. Une petite flûte de ce vin procure jusqu'à 7 mg de cet oligo-élément qui représente l'un des éléments minéraux essentiels du jus de raisin. Or, le cerveau, étant aussi une glande géante à hormones, consomme une quantité non négligeable de ce métal à l'état ionique (voir Annexe p. 207).

Dans beaucoup de cas cependant, il s'agit d'une forme d'insomnie tout à fait passagère, occasionnée par un changement brutal de l'environnement, par un milieu trop chaud, trop bruyant ou encore par un choc psycho-affectif. En principe, les somnifères ne doivent être utilisés qu'en cas de nécessité absolue et surtout pendant une très courte période. Les tranquillisants sont parfois préférés, mais ils ne doivent pas être administrés au-delà d'une période d'un mois afin d'éviter l'installation d'un état insomniaque avec dépendance médicamenteuse.

Tout autre est le problème de l'insomniaque invétéré qui prend quotidiennement des somnifères depuis des années et à des doses préoccupantes. La dépendance physiologique et psychologique inhérente à ces médicaments incite à rompre ce cercle vicieux. Un sevrage progressif doit être tenté afin de diminuer l'accoutumance aux somnifères. Les pratiques relaxantes telles que la sophrologie, les exercices musculaires, la thalassothérapie sont très utiles. Deux règles thérapeutiques de base font actuellement l'objet d'un large consensus. D'une part, la recherche et le traitement d'une cause spécifique (une mauvaise irrigation du cerveau par exemple). D'autre part, les somnifères ne doivent occuper qu'une place très limitée dans le traitement des insomnies chroniques, au profit d'attitudes thérapeutiques plus diversifiées allant d'une meilleure hygiène du sommeil aux techniques comportementales, comme la rééducation du sommeil.

On est parfois étonné de constater que le champagne procure un endormissement aussi efficace que les hypnotiques sans en avoir les inconvénients. Ce vin, même à une dose modérée, ne peut certes pas à lui seul guérir les grands insomniaques qui sont souvent habitués à de nombreux produits. Il constitue néanmoins un médiateur utile dans le dialogue. Etant un inducteur efficace, il permet au sujet de reprendre confiance et de se libérer de ses angoisses au début du sommeil.

L'énigme de Morphée reste pour la recherche l'un des impénétrables bastions du cerveau. Devant tant d'interrogations, faut-il croire comme Baudelaire que :

« Dieu, touché de remords, avait fait le sommeil ;
L'Homme ajouta le vin, fils sacré du Soleil ! »

Plus qu'un casse-tête personnel, l'insomnie entraîne des problèmes socio-professionnels chez certains sujets qui ne peuvent s'adapter aux rythmes d'horaires de travail imposés par leur métier.

Au début du XVIIIe siècle, un astronome français, Jean-Jacques d'Ortous de Mairan, fit une découverte insolite qui allait faire de lui le fondateur d'une science nouvelle : la chronobiologie, dont le but consiste à comprendre le fonctionnement rythmique de nos organes (voir Annexe p. 208). Il avait en effet observé que la croissance des plantes obéit au rythme circadien. Au crépuscule par exemple, la baisse de la luminosité fait fléchir légèrement les feuilles. D'autre part, la vitesse de croissance d'une plante varie au cours du jour et de la nuit. Si une plante est continuellement placée dans l'obscurité, elle garde encore son rythme de pousse pendant un certain temps. Ces constatations ont permis de mettre en évidence l'existence d'une sorte d'horloge interne. Au cours des siècles suivants, des expériences de plus en plus précises ont démontré que tous les êtres vivants, du microbe à l'homme, obéissent à la marche du temps dans leur fonctionnement physiologique. C'est probablement pour cette raison que Lamartine se demanda :

« Ne pourrons-nous jamais sur l'océan des âges
Jeter l'ancre un seul jour ? »

Paradoxalement, c'est à l'âge où l'individu aurait le plus de temps pour dormir que cette fonction, et même cette joie naturelle, lui sont ôtées. L'insomnie frappe, en effet, plus particulièrement les sujets âgés. Les perturbations du sommeil croissent en fait proportionnellement à l'âge. Deux raisons principales sont à l'origine de cette insomnie. D'une part, le vieillissement entraîne souvent des altérations du rythme veille-sommeil, à la suite d'une insuffisance de l'irrigation cérébrale ; d'autre part, la fréquence des affections organiques et psychologiques croît avec l'âge (maladie cardiaque, artérielle...).

Ainsi, bon nombre d'affections douloureuses (rhumatisme) et respiratoires dérangent terriblement le sommeil, de même que les troubles de la miction. Enfin, l'anxiété, l'isolement, la perte d'autonomie sont autant de tensions supplémentaires qui rendent le sommeil instable avec un début d'endormissement prolongé, de nombreux réveils nocturnes, un réveil précoce attristé par un sentiment d'avoir mal dormi. La plupart des personnes âgées ont perdu jusqu'à la totalité de leur sommeil lent, ce qui réduit la durée de leur temps de repos à trois ou quatre heures par nuit.

Pour qu'un somnifère soit acceptable, il faut qu'il soit facile à manier, qu'il ne provoque aucun effet d'accoutumance, de perte de mémoire, de fatigue au réveil, de dépression respiratoire, d'intolérance, de diminution d'efficacité nécessitant une augmentation des doses, il faut aussi que le somnifère agisse rapidement sans provoquer d'intoxication, ni de suite résiduelle. Le sommeil obtenu devrait être aussi naturel que possible. Malheureusement ce somnifère idéal n'existe pas encore.

L'effet salutaire du champagne pourrait s'expliquer parfois par le fait qu'à petite dose, il stimule les noyaux profonds du cerveau où a lieu la libération des substances qui organisent le sommeil. A plus forte dose, il choque la délicatesse de ces fragiles molécules et risque d'entraîner l'effet inverse.

Même si un demi-verre de champagne n'est ni plus ni moins efficace qu'un somnifère, ses effets secondaires seront toujours beaucoup moins lourds de conséquences. C'est pourquoi cet ancien remède mérite d'être essayé par les victimes d'insomnies chroniques ou occasionnelles.

En général, le fait de connaître la cause de cet état constitue déjà une solution quelle que soit la médication proposée pour lutter contre cette difficulté, qui est loin d'être banale, rappelons-nous que : *« dans tout Français, il y a un sceptique qui ne dort jamais que d'un demi-œil... »* (Roger Martin Du Gard).

Soulignons encore une fois que toute insomnie chronique nécessite un bilan minutieux. En revanche, une nuit accidentellement difficile ne nécessite aucun traitement, si ce n'est de renouer avec quelques mesures dictées par le bon sens. On ne prend pas de somnifères à la légère et encore moins tous les soirs. Pensons à cette prudence de Pascal Jardin :

« Quand l'anesthésiste apparut pour proposer quelques dormitifs, le Nain Jaune se dressa sur sa pyramide d'oreillers et cria : Jamais ! »

CHAPITRE IX

MIGRAINE

L'Histoire regorge de migraineux illustres. De Saint Louis à Bonaparte, de Cervantes à Tolstoï, de Darwin à Bernard Shaw, de Madame de Maintenon à la Reine Victoria, le club des migraineux compte de nombreuses personnalités. Tolstoï, Bernard Shaw prenaient du champagne en cas de crise, mais n'ont pas été soulagés pour autant, pas plus d'ailleurs avec les autres moyens habituellement prescrits pendant ces orages. Pour banaliser cette affection, on aime citer en exemple des célébrités dans le but de consoler tous les autres malades de l'injustice inhérante à leur terrain biologique. Car le fait d'avoir eu de temps à autre ces intenses maux de tête n'a nullement empêché ces personnages illustres d'accomplir leur destin hors du commun.

Pascal avait l'habitude de matérialiser les douleurs qu'il ressentait durant chaque crise en dessinant des croquis évocateurs en marge de ses manuscrits. Le poète Schiller mettait des pommes dans un tiroir; l'odeur de ces fruits étant capable selon lui d'écarter les intenses douleurs lancinantes de la migraine. Ce serait lors d'une longue nuit de migraine que Lewis Carroll aurait trouvé l'inspiration d'un livre bien connu : *Alice au pays des merveilles*. Ce personnage, qui se voit tour à tour grandir démesurément, puis rapetisser au point de devenir minuscule comme une petite souris, serait né des fameux prodromes ou symptômes visuels qui annonçaient à l'auteur l'arrivée imminente de la tempête dans son crâne. Lewis Carroll appréciait beaucoup les vertus anti-migraineuses du champagne, mais déclarait qu'il ne se sentait soulagé que d'une façon tout à fait imprévisible. C'était du moins le traitement le plus agréable et le moins nocif que l'on pouvait opposer à ce mal.

Balzac, dans *La Physiologie du mariage* considérait plutôt cette affection comme l'une des stratégies féminines pour séduire : *« L'affection, dont les ressources sont infinies pour les femmes, est la migraine. Cette maladie, la plus facile de toutes à jouer, car elle est sans aucun symptôme apparent, oblige à dire seulement : "J'ai la migraine". »*

Envisager ces manifestations douloureuses comme le simple exercice d'un pouvoir séducteur serait quelque peu réducteur, en effet, même si l'intention est charmante, il serait faux de croire qu'une femme puisse pousser la coquetterie jusqu'à provoquer intentionnellement une telle crise. Car le temps n'est plus où les femmes avaient besoin de cette tactique pour séduire ou se débarrasser d'un amant trop empressé. Bien que certains continuent à croire que cet orage ne représente qu'une des manifestations insaisissables du psychisme, nombreux sont actuellement les chercheurs qui se penchent plutôt vers la biochimie du cerveau pour tenter de comprendre les arcanes de ce symptôme.

Une superstition tout aussi tenace et aberrante veut que la migraine résulte du snobisme dicté par la pression socio-culturelle. *« J'ai pris l'habitude de dire migraines pour maux de tête (peut-être parce que ce mot est beau). Ce mot impropre (car ce n'est pas seulement d'une moitié de ma tête que je souffre) est un mot socialement injuste : attribut mythologique de la femme bourgeoise et de l'homme de lettres... »* Si Roland Barthes avait su qu'il y a autant, sinon plus, d'ouvrières et de gardiens de nuit souffrant de migraines que de dames du XVIe arrondissement, il n'aurait certainement pas écrit ce passage surprenant. Ces maux de tête n'ont rien de commun avec les belles manières, ni avec la douleur romantique de Musset qui chante :

« Folle de la douleur, harmonie ! harmonie ! ».

Bien au contraire, les mauvaises conditions de travail, les lieux bruyants, mal éclairés, mal aérés accélèrent l'apparition de ces crises et en augmentent la fréquence. Nous savons que la migraine est un symptôme qui a longtemps réussi à échapper à la thérapeutique et que les remèdes sont nombreux mais souvent inefficaces contre ce mal tenace. Ce qui explique que bien des gens l'acceptent comme une fatalité :

« N'est-ce pas par un mal que tout bien est produit ? »

Cette attitude résignée de Lamartine n'a rien d'étonnant à une époque où l'on ignorait quasiment tout sur le processus biochimique qui déclenche la migraine.

« Le mal se fait sans effort, naturellement, par fatalité... », se consola Baudelaire quelque peu désarmé.

Les progrès dans la maîtrise de cette affection ont été désespérément lents, en raison de la difficulté à la reproduire expérimentalement chez l'animal comme chez l'homme. En effet, sa reproduction artificielle est quasiment impossible chez une personne non migraineuse. Ces faits supposent l'existence d'une anomalie probablement biochimique, ainsi qu'une certaine susceptibilité individuelle ou génétique qui n'obéit pas aux lois classiques de l'hérédité.

Certes, nous connaissons quelques substances biologiques élaborées par l'organisme et supposées être responsables de ce symptôme douloureux, telles la sérotonine de nos plaquettes sanguines, les prostaglandines, l'histamine et bien d'autres encore sécrétées normalement par nos cellules, mais l'administration de ces produits, même à forte dose, ne parvient pas à déclencher de migraine chez des personnes non sensibles. Faut-il en penser pour autant que la migraine ne terrasse que les grands hommes comme Ernest Renan le croyait quand il disait : *« Il y a eu des vols d'oiseaux, des courants d'air, des migraines qui ont décidé du sort du monde. »*

Les recherches dans ce domaine tendent de plus en plus à prouver que chez certains sujets l'équipement enzymatique n'est pas suffisamment efficace pour neutraliser rapidement les substances indésirables qu'ils produisent ou reçoivent. Les expériences faites chez l'animal exigent même l'injection à très fortes doses des substances incriminées pour pouvoir enfin obtenir un comportement inhabituel évoquant un semblant de migraine. Même chez les grands migraineux, ces substances biologiques existent à l'état physiologique dans leur organisme et ne provoquent aucune manifestation en dehors des crises. Y a-t-il une décharge brutale de ces molécules ? La réceptivité de la paroi interne des vaisseaux se modifie-t-elle brusquement pour réagir différemment à l'égard des substances normalement présentes dans le sang ? Telles sont les questions que soulève l'énigme de cette curieuse affection. Car, en réalité, il n'y a pas une migraine, mais des migraines, et l'on pourrait sans exagérer dire que chacun a la sienne. Les personnes foudroyées par ce mal ne trouvent pas forcément, suffisamment d'inspiration pour être capables d'écrire comme Voltaire dans son *Dictionnaire philosophique* :

> *« La déesse aux vapeurs a choisi son séjour ;*
> *Les tristes aquilons y sifflent à l'entour,*
> *Et le souffle malsain de leur aride haleine*
> *Y porte aux environs la fièvre et la migraine. »*

Il est vrai que l'auteur de *Candide* affectionnait fort le vin de Champagne dont il appréciait les vertus médicinales dans ce genre de situation. Il recourait fréquemment, voire abondamment, à ce remède traditionnel pour soulager ses maux de tête. Bien d'autres, sur ses conseils l'avaient essayé, mais sans obtenir de résultats satisfaisants. Visiblement, l'irrégularité des crises et des symptômes, tout comme celle des résultats du traitement, quel que soit le remède, semble caractériser les caprices de cette affection.

S'il y a tant de méthodes et de médicaments destinés à maîtriser ce mal, c'est parce qu'il n'existe encore aucun traitement qui parvienne à soulager tous les types de migraine, ni de thérapeutique adaptée aux circonstances changeantes de ses manifestations. Compte tenu des résultats, souvent déconcertants, des différents traitements, certains ont émis l'hypothèse d'une relation entre ces migraines incurables et d'éventuels troubles caractériels. En effet, dans quelques cas inexplicables, un placebo parvient à empêcher le déchaînement de l'orage. Cette ambiguïté résulte de la nature même de cette affection dont les causes sont encore nombreuses et floues, en dépit des recherches entreprises dans des disciplines comme la neurophysiologie, et plus particulièrement dans le domaine de la biochimie du cerveau. C'est souligner combien il est important de corriger le terrain migraineux, après avoir soulagé rapidement la douleur qu'il génère. Il n'est pas non plus excessif de dire que chaque migraine relève d'un cas particulier caractérisé par sa spécificité biologique, psycho-émotionnelle et socio-culturelle, qui mérite d'être prise en considération pour rechercher une solution adaptée. L'efficacité du geste thérapeutique dépend ici étroitement de cette condition de base, dictée par la multiplicité des causes, des manifestations et des terrains rencontrés.

Par ailleurs, n'étant pas une maladie mais un symptôme, la migraine demeure un phénomène déroutant, aussi bien dans ses origines, ses signes de souffrance, ses méthodes et ses résultats d'analyses, son évolution, son traitement et ses effets secondaires, sa guérison, ses rechutes et rythmes de fréquence que dans les idées, les approches et les explications la concernant. Mais, ce qui est sûr, c'est qu'elle n'est plus considérée comme une fatalité, et moins encore comme le mal invincible que l'on supportait jadis dans la résignation.

Très lentement certes, mais sûrement, les perfectionnements de la recherche finissent par la cerner chaque jour davantage. Les aides que la biologie et la médecine peuvent apporter aux migraineux sont désormais immenses et ne consistent plus seulement à faire disparaître la douleur obsédante due à la crise.

L'ambition des travaux actuels vise surtout à percer le mystère de ce phénomène et à trouver les mesures de prévention pour juguler le mal dès que se manifestent les premiers signes de l'orage. Le peu que nous connaissons déjà nous ouvre d'immenses perspectives qui permettent presque d'affirmer que cette affection est en partie vaincue, en défit des nombreuses questions qui demeurent encore sans réponse. Avec patience et ténacité, les découvertes progressent et permettent de mieux comprendre la vie intime des vaisseaux et des cellules du cerveau. La science s'intéresse de plus en plus à ce symptôme, considéré jadis comme banal ou suspect, qui frappe sans discrimination sociale, comme en fait le constat cette réflexion de Montaigne : *« La fièbvre, la micraine et la goutte l'espargnent-elles* [un roi] *non plus que nous ? »*

Les enquêtes estiment que le nombre des personnes affligées de ces maux de tête atteint huit millions dans un pays comme la France. L'Angleterre qui possède de meilleures études statistiques sur ce problème évalue à 10 % le nombre de sujets migraineux de Sa Majesté. Le pourcentage est à peu près pareil pour tous les pays d'Europe et d'Amérique du Nord. En général, un homme sur sept et une femme sur quatre en souffrent plus ou moins fréquemment. En France, bon an, mal an, la migraine coûte à la Sécurité Sociale plusieurs millions de journées de travail. Les Etats-Unis paient annuellement plus de cinq cent millions de dollars pour ce fléau, selon les calculs des ordinateurs du Centre de surveillance médicale d'Atlanta. Cependant, pour une population donnée, tous les spécialistes ne s'accordent pas sur le taux exact des migraineux. Selon les statistiques, ce taux varie de 1 à 25 % ! Ce qui est peut-être le signe d'une absence de consensus sur la définition même de la migraine.

La vertu médicinale du champagne sur la migraine provient notamment de sa richesse en lithium, et c'est probablement ce mécanisme de concurrence des ions que la médecine populaire a su exploiter pour soulager la souffrance. De plus, l'effet du lithium se trouve aussi renforcé par la présence des ions de magnésium dont la propriété sédative sur le cerveau est bien connue.

Il semble que, sous l'effet du vin, une décharge d'enzyme a lieu pour hâter l'élimination des catécholamines (adrénaline, noradrénaline, dopamine...), mais le soulagement obtenu est très variable. En outre, ce remède populaire n'est apparemment efficace qu'aux premiers stades de la migraine, caractérisés par des signes précurseurs, tels des fourmillements, des visions anormales, des troubles digestifs...

Paradoxalement, la migraine n'est pas un phénomène facilement accepté par l'organisme, qui dresse de toutes parts des barrières de sécurité. Le système de surveillance du cerveau est extrêmement minutieux, et ce n'est qu'à l'issue de la convergence de multiples circonstances qu'un tel désordre de la circulation peut se produire. Notre corps est en effet doté de très nombreux mécanismes correcteurs qui veillent à chaque instant, pour éviter un faux-pas à sa machinerie complexe. Et c'est justement cette extraordinaire complexité qui représente une garantie de sécurité, dans la mesure où elle offre de multiples solutions pour faire face à une situation fluctuante.

C'est en renforçant le réseau de contrôle des neurotransmetteurs modérateurs et de leurs récepteurs situés sur les cellules (voir Annexe p. 210), grâce à l'apport des éléments minéraux et énergétiques nécessaires, que le champagne réalise parfois le soulagement recherché en cas de migraine. Curieusement, ce vin est le seul à exercer des effets bénéfiques, les autres vins ayant tendance, au contraire, à aggraver l'état migraineux, voire à le déclencher. Les migraineux le savent bien d'ailleurs et évitent souvent de boire du vin, qu'il soit rouge, blanc ou rosé, mais apprécient tous le champagne qui, non seulement ne les dérange pas, mais les aide parfois à éviter une crise qui se prépare. La raison en est que le champagne contient très peu de flavonoïdes (voir Annexe p. 214). Ces corps étant progressivement digérés par les levures de la deuxième fermentation, sont d'autant moins nombreux que le champagne a longuement vieilli chez le producteur, ce qui est le cas pour les meilleures cuvées. Si bien qu'un champagne de qualité constitue non seulement un produit sain capable de soulager les maux de tête, mais permet également de les faire disparaître au moment où la crise paraît imminente.

Cette vertu est à l'origine des observations empiriques qui conseillent depuis longtemps de calmer la migraine ou de l'écourter en absorbant quelques petites gorgées de champagne. On doit aussi reconnaître que le remède n'est point désagréable, bien que relativement cher et non remboursé par la Sécurité Sociale.

Des expériences cliniques publiées dans le célèbre journal médical anglais, *The Lancet*, permettent de mieux comprendre pourquoi certaines migraines, déclenchées par l'absorption d'un vin quelconque, diminuent fréquemment après des séances d'exercices physiques. Les muscles sont en effet nos banques d'enzymes et le fait de fournir un effort musculaire prolongé, au début de la migraine, active la circulation au niveau du tissu musculaire où les enzymes épurent le sang et le débarrassent d'une partie des substances nocives responsables de l'état migraineux. Ces expériences mettent aussi en lumière le mécanisme de certaines substances d'origine digestive, capables d'atteindre la circulation cérébrale, soit pour y aggraver l'orage qui s'y prépare, soit pour porter remède à une situation chaotique.

Par sa richesse en éléments minéraux, surtout sous forme ionique, le champagne fournit des matériaux énergétiques rapidement utilisables pour rétablir l'équilibre au niveau des cellules cérébrales, soit en comblant le vide ou le manque, soit en aidant à ouvrir les canaux afin que les ions pénètrent dans le neurone affamé. Sa vertu salutaire s'exerce probablement par ce biais énergétique qui corrige, dès le début de son ingestion, les dérèglements de la machinerie cellulaire. Prétendre que ce vin pourrait calmer tous les maux de tête serait abusif, bien que son efficacité et sa tolérance aient été maintes fois constatées. Cependant, à la lumière des recherches récentes, on parvient à mieux comprendre son mécanisme. En outre, le fait d'absorber un peu de champagne pour faire avorter une migraine ne contre-indique nullement l'usage d'autres méthodes de traitement.

André Malraux fut certainement l'une des plus grandes victimes de la migraine. Il restait figé et impuissant devant l'arrivée imminente de l'orage qui s'annonçait. Après avoir essayé bien des remèdes, l'auteur de *La condition humaine* se consolait souvent à l'aide de quelques gorgées de champagne, en guettant anxieusement la fin des élancements, qui martelaient son crâne : *« La migraine, l'horrible mal, la migraine qui torture comme aucun supplice ne l'a plus fait, qui broie la tête, rend fou, égare les idées et disperse la mémoire ainsi qu'une poussière au vent, la migraine m'avait saisi... »*

Le temps n'est plus d'accepter cette fatalité dans le silence et la résignation. La découverte et la mise au point d'un certain nombre de traitements spécifiques permettent désormais aux migraineux de se libérer de leur hantise.

CHAPITRE X

OBÉSITÉ ET CELLULITE

Rien n'est plus changeant que la notion d'esthétique et rien n'est plus déconcertant que les canons de la beauté féminine. Nos ancêtres, au temps des cathédrales, admiraient surtout la femme plate, aux membres graciles et aux seins bien durs, qu'ils n'hésitaient pas à représenter sous la forme d'un ange.

A partir de la Renaissance, les goûts ont changé et on a préféré les beautés épanouies, à la chair tendre « *le col rond et la gorge aussi tous les deux blanches comme neige : la poitrine pleine, large et blanche, accompagnée de deux pommes rondes et fermes qui vont et viennent en forme de petites ondes : les bras assez charnus et massifs, telle est l'idée et parfait exemplaire de la vraie et naïve beauté de la femme...* » (Jean Liébault, *Trois livres de l'embellissement du corps humain*, 1582).

Jeanne d'Aragon, que le philosophe Nifo disait belle entre les belles, fut immortalisée pour ses « *hanches larges et arrondies* », sa « *poitrine large où n'apparaît aucun os* », et sa « *complexion pleine de sève* ». Ronsard, en son temps, chanta la « *gorge grassette* » de sa bien-aimée, compara ses seins à des coteaux plantureux, à des « *monts de lait caillé* » et les loua d'être à la fois larges, profonds et pleins. Titien, le Tintoret et bien d'autres artistes vénitiens peignaient surtout des beautés grasses et succulentes *succulentae*. *Les Trois Grâces* de Rubens ont la chair tendre, opulente et pleine de graisse. Il arrivait, de temps à autre, qu'on jugeât une beauté trop grasse. Mais nul ne jugeait la grosseur laide ou indésirable en soi ; bien au contraire, on estimait qu'une femme trop grasse pouvait être extrêmement séduisante, mais personne n'imaginait qu'une femme maigre pût l'être également. On méprisait même ces femmes qui n'avaient pas eu la chance d'engraisser, on les jugeait incapables d'inspirer l'amour. « *Petites haridelles harassées* », « *squelettes de peau et d'os, tachez donc de devenir grasses, ou bien faites trêve d'amour* », tels étaient les termes méprisants et les railleries que le poète satirique Sigogne (XVIe siècle) adressait à ces femmes qui ne présentaient pas à ses yeux suffisamment de suc.

Le poète Giambulari allait jusqu'à conseiller aux jeunes gens de ne pas se marier avec une fille maigre, qui serait « *comme une claie dans le lit* », « *si rugueuse qu'elle semblerait porter le silice* ». Malheur aux femmes qui n'avaient pas la chance d'avoir des seins comme « *des flots jumeaux de lait bien épaissi* » (Ronsard) afin que le poète puisse clamer sa « *faim* » des charmes de l'aimée, qui sont pour lui « *repas* », « *viande* », « *jus* », « *vin* », « *liqueur* », « *miel* ».

Jusqu'au début de notre siècle, les femmes avaient terriblement peur de maigrir. On suivait toutes sortes de recettes pour engraisser ! Glissanti, dans ses *Discours moraux,* disait à propos des Vénitiennes hantées par la peur de perdre leur poids « *qu'elles se procuraient des noix d'Inde, des amandes, des pistaches, des pignons, des graines de melon, les pressaient ensemble et ajoutaient du sucre de façon à en faire une sorte de massepain !* » Comble de la jalousie féminine, il existait même des recettes secrètes visant à faire maigrir une rivale ! Au reste, d'après les auteurs de l'époque, les femmes ne semblaient pas récuser ces goûts masculins qui leur imposaient ces canons esthétiques fondés sur la rondeur, elles exagéraient au contraire les valeurs à la mode. Cela témoigne finalement de l'obsession qu'elles avaient d'être belles. A la fois semblable et différente, la notion actuelle d'esthétisme agit selon les mêmes préceptes, mais diverge radicalement en ce qui concerne les critères.

En effet, notre époque célèbre les femmes bronzées et les mannequins squelettiques. Au fond, l'essentiel pour beaucoup n'est pas tellement d'être belle, mais de s'identifier à l'idéal du temps.

Il serait peut-être utile pour les personnes qui cherchent à maigrir de comprendre les causes qui provoquent l'obésité. D'abord, la faculté d'accumuler la graisse dépend du terrain génétique de chaque individu, car tout le monde ne réagit pas de la même façon devant les aliments. Les enfants nés de parents obèses ont tendance à grossir, à moins qu'ils ne soient élevés conformément à un mode de vie et un régime alimentaire équilibrés, l'hérédité n'étant pas déterminante dans ce domaine. A l'inverse, une personne qui ne présente aucune tendance à grossir pourrait se croire tout permis, alors qu'en réalité la teneur des lipides dans son sang pourrait très bien augmenter si son alimentation comportait constamment trop de graisse et de sucre. On sait que les sujets qui se plaignent de leur surcharge pondérale mangent souvent moins que la normale et souffrent de la faim tout en grossissant.

En général, les obèses présentent une mauvaise régulation de la température corporelle, dont les centres se trouvent à la base du cerveau, dans l'hypothalamus. Dans un milieu froid par exemple, ils ne peuvent pas convertir rapidement leur réserve de graisse en énergie. C'est pourquoi beaucoup d'entre eux sont frileux et ressentent plus intensément la moindre variation de température. On peut certes remédier à cette défaillance en leur conseillant le sport et la thalassothérapie, mais leur apprendre à manger de façon équilibrée s'avère être un principe de base indispensable, quelles que soient la nature et la multiplicité des facteurs influençant cette obésité : psychologiques, sociaux, culturels, biologiques...

En dépit des immenses progrès réalisés en biologie, nous connaissons encore fort peu de choses sur la vie intime du tissu graisseux. En effet, on a pendant longtemps sous-estimé l'extraordinaire physiologie (voir Annexe p. 215) de ce tissu de réserve qui a permis à notre espèce de survivre à travers les glaciations et autres calamités. C'est pour cette raison que nos cellules graisseuses, les adipocytes, possèdent la faculté étonnante de stocker rapidement le surplus de substances nutritives en vue de nous sauver, comme jadis, des disettes et des famines. Lors d'une période de privation prolongée de nourriture, seuls les sujets qui disposent de réserves graisseuses suffisantes parviennent à assurer leur subsistance. Il va de soi que dans les pays à haut niveau de vie, l'abondance des supermarchés et le mode de vie sédentaire rendent caduque la nécessité de constituer un tel stock de graisse.

La masse adipeuse représente 15 à 25 % du poids total d'un

constitué, pourcentage qui peut doubler chez tissu graisseux est généralement plus développé que chez les hommes, différence qui s'explique effet des hormones de l'ovaire : les œstrogènes et one. De plus, certaines pilules contraceptives non provoquent un excès de poids inattendu, alors que sée a conservé un régime alimentaire tout à fait normal. it là, hélas, de la complication la plus fréquente pour les mes, même jeunes, qui recourent à cette forme de contraception. Une femme sur cinq environ grossit après quelques mois de contraceptif oral. Certaines personnes très minces, peut-être trop, se portent au contraire à merveille sous l'effet bénéfique de la pilule dont les hormones permettent le développement harmonieux de leur silhouette. D'autres, malheureusement, grossissent démesurément quelle que soit la variété de pilule prescrite. Le mécanisme de cette prix excessive de poids est très complexe.

Par ailleurs, l'obésité aggrave toujours une cellulite préexistante et peut même la provoquer directement si le mode de vie comporte certains facteurs favorisants (tabagisme, brûlure due au soleil...). Il s'agit en effet d'une modification de la texture du tissu conjonctif sous-cutané, qui devient épais et granuleux, ce qui fait frémir les femmes les plus belles. Bien que ce phénomène soit au début strictement localisé au niveau de la hanche, il gagne progressivement le ventre, les cuisses, les bras, puis la peau perd peu à peu son élasticité et souffre à la pression.

Normalement, un tissu conjonctif souple et uniforme soutient la peau en la doublant en profondeur, ce qui lui confère son élasticité naturelle. Les propriétés physiques des fibres élastiques sont à l'origine de ce merveilleux aspect de la peau, si attrayant à la vue et si agréable au toucher. Ce que Balzac aimait voir s'épanouir dans toute sa plénitude : *« Qu'il paraisse librement, ce signe distinctif de la femme et de la mère, cette puissance adorée d'amour par quoi elle nous est si chère et sacrée : le ventre et le sein ».*

Cette couverture sublime est de plus dotée de capteurs sensoriels d'une extraordinaire finesse. A cet égard la perception tactile et profonde de la peau varie selon le sexe et les individus. La femme est bien plus sensible que l'homme dans cette faculté de sentir et de ressentir. Le toucher joue ici un rôle fondamental de communication non verbale de l'affectivité. Pour que cet organe aussi délicat que vital puisse fonctionner jour et nuit, il faut qu'il soit nourri et irrigué en permanence par un réseau riche en vaisseaux sanguins. C'est surtout la lymphe, parent pauvre de la circulation, qui lui assure à la fois le ravitaillement et l'évacuation des déchets. Quand on parle de circulation, on pense aussitôt aux artères et aux veines dans lesquels coule le courant sanguin, mais on évoque rarement les vaisseaux lymphatiques. Pourtant, leur rôle est capital.

Normalement, l'activité musculaire et l'absorption d'une quantité suffisante d'eau activent efficacement le drainage lymphatique. L'exercice physique fait augmenter de quinze fois la capacité d'écoulement de la circulation lymphatique. Une demi flûte de champagne élève tout aussi efficacement cette vitesse de circulation, tout en favorisant l'élimination par la diurèse. Mais ce n'est pas une raison pour négliger les exercices physiques. Même à une personne âgée ou alitée, il est toujours conseillé de pratiquer au lit, s'il le faut, les mouvements que lui enseigne un kinésithérapeute. Brillat-Savarin, le créateur de la gastronomie conseillait déjà : *« Toute cure de l'obésité doit commencer par ces trois préceptes de théorie absolue : discrétion dans le manger, modération dans le sommeil, exercice à pied ou à cheval. »*

L'excès ou le déséquilibre hormonal, quelles que soient ses origines (mauvais fonctionnement des ovaires, grossesse, pilule mal adaptée...) peuvent provoquer une viscosité anormale du sang, faire augmenter la teneur en lipoprotéines, accroître la rétention d'eau et provoquer l'épaississement de la paroi veineuse, bref, réunir toutes les conditions pour que la cellulite, véritable talon d'Achille de la féminité, puisse s'installer, surtout si l'intéressée fume et ne respecte aucune règle hygiéno-diététique.

Tout commence par une légère augmentation des lipides dans le sang, découverte par exemple au cours d'un contrôle systématique nécessité par la contraception orale. En principe, si l'élévation du taux de lipides dans le sang est anormale, cette forme de contraception est contre-indiquée, surtout lorsque le régime alimentaire prescrit n'est pas respecté ou s'avère inefficace. Mais, la pilule n'est que très rarement en cause. Le plus souvent, c'est un excès de matière grasse dans le régime alimentaire qui est responsable de la viscosité particulière du sang.

En fait, la progression de la cellulite est extrêmement lente. Il est possible de la prévenir, de la dépister et de la traiter à temps. La cellulite de la jeune femme brûlée par le bain de soleil est souvent invisible parce que la peau à cet âge est tendre. En revanche, la cellulite de celle qui abuse à la fois du tabac et du sucre, la fameuse « peau d'orange », est ferme, gorgée d'eau et de graisse et se révèle sous le pincement. Imperceptiblement, le capitonnage envahit, s'étend, rembourre le ventre, de la taille aux cuisses.

Parfois, la cellulite peut prendre un aspect alarmant. Des congestions surviennent brutalement, surtout à la suite d'un coup de soleil ou d'une réaction allergique locale. Il faut agir vite avant que la peau ne se fige sous la sclérose des fibres agonisantes. Si la victime est très jeune, elle peut être délivrée de l'étouffement tant que la peau reste souple. Un régime équilibré, des exercices physiques, moins de bains de soleil, le choix d'une pilule renfermant peu d'œstrogènes, l'arrêt du tabagisme suffisent à faire régresser les placards sous la peau. Mais tout peut réapparaître rapidement dès que recommencement les mêmes abus. Tout se passe comme si la cellulite acceptait momentanément un repli stratégique, prête à lancer à une nouvelle offensive à la moindre occasion. C'est pourquoi, les mesures de prévention restent pratiquement les seuls moyens de traitement.

Dans de nombreux cas, après une grossesse par exemple, l'intéressée constate que son poids augmente au bout de quelques mois, ce qui est parfois aggravé par la prise de pilules inadaptées. Des bourrelets menacent et étirent la peau, il convient alors d'agir rapidement pour couper court à l'évolution.

L'âge mûr présente souvent une diminution de l'élasticité du derme. La cellulite dans ce cas est très insidieuse. Elle revêt en général une forme molle caractérisée par la diminution des fibres élastiques. Les soins sont longs, mais relativement concluants. En fait, dans ce cas, le plus difficile n'est pas de traiter la cellulite, mais de savoir s'arrêter de la traiter. Car, une fois fondus, les bourrelets qui gonflaient la peau laissent une couverture flasque et atone encore plus inesthétique que la cellulite initiale. C'est pourquoi, éviter les traitements intempestifs est aussi important que de soigner la cause de cette affection ; mais si la peau est complètement relâchée, la chirurgie esthétique peut encore constituer une solution.

Pour vaincre la cellulite, et « sauver sa peau », il importe de la déceler très tôt. Pour cela, il existe de nombreuses méthodes thérapeutiques. Bon an, mal an, environ trente cinq milliards de Francs sont dépensés en France pour traiter ce mal tenace. Les méthodes modernes utilisent l'ionophorèse, la mésothérapie, les enveloppements « rajeunissants » pour fondre la masse indésirable. Les drainages réalisés grâce à différents moyens (ultra-sons, jets d'eau, pression d'air, étuve, massages lymphatiques...) sont aussi efficaces. Enfin le laser, rayon de mort transformé sinon en rayon de vie, du moins en rayon de beauté, est vanté comme étant le plus bel apport de la science pour « dégraisser ». Son effet au début est spectaculaire. Sous sa magie thermique, la peau granuleuse devient lisse ! Miracle ou mirage ? Il s'agit en réalité d'une fuite de plasma hors des capillaires, d'un œdème en quelque sorte. Poursuivre ce traitement peut même aboutir à une aggravation de l'état cutané. D'autres thérapeutiques comme l'acupuncture ou la respiration chinoise sont peut-être moins onéreuses, mais pas plus efficaces, nonobstant l'exotisme aide à rêver, et ce n'est déjà pas si mal. Il existe néanmoins un traitement actif, combinant l'hygiène alimentaire et l'activité physique à la thalassothérapie. La quantité de boisson absorbée doit être suffisante (deux litres d'eau par jour en moyenne). Il faut aussi éviter l'excès de soleil, les pilules fortement dosées, et le tabac. La tradition prescrit aussi des cataplasmes de lierre grimpant ou de varech, des bains de prêle, des infusions de feuille de bouleau dont les vertus anti-cellulitiques étaient bien connues de nos grands-mères.

L'utilisation du champagne brut, à raison d'un verre par repas, est également conseillée, en considération de ses propriétés diurétiques et de sa capacité stimulante sur la circulation lymphatique. Ce vin ne fait certes pas maigrir, mais il constitue un adjuvant intéressant contre la cellulite débutante.

Colette, qui adorait la grande cuisine, se servait souvent du champagne, selon une recette qu'elle aurait hérité de George Sand, et c'est ainsi qu'elle soigna sa ligne, jusqu'à l'âge de quatre-vingt-un ans. Chaque chose cependant doit être accomplie avec modération et le champagne qui est présenté ici en tant que remède, doit être apprécié à sa juste valeur et consommé à des doses appropriées, puisqu'il ne s'agit nullement d'en arroser un festin.

CHAPITRE XI

PERTE D'APPÉTIT

« Il n'y a point naturellement pour l'homme de médecin plus sûr que son propre appétit. » Rousseau avait raison. Tout homme en bonne santé éprouve normalement de l'appétit à l'heure des repas. C'est en effet dans l'hypothalamus, partie inférieure du cerveau, que se trouvent le centre de l'appétit ainsi que celui de la soif et de la satiété. Rabelais le savait peut-être lorsqu'il disait : *« L'appétit vient en mangeant..., la soif s'en va en buvant. » (Gargantua.)*

Tous ces centres nerveux dépendent les uns des autres et sont soumis au contrôle du cortex, autorité suprême, du thalamus, couche sous-jacente jouant le rôle de modulateur, et du système limbique, siège de la mémoire mais aussi de l'émotion. Toutes ces couches exercent leur emprise sur l'hypothalamus pour façonner les envies profondes qui y prennent naissance.

Le degré d'organisation et d'intégration infiniment complexe du cerveau humain permet de favoriser le développement des facteurs psychologiques et sensoriels. Ceci peut aboutir dans certains cas à une influence directe sur le fonctionnement des centres profonds de la faim et de la soif et même aller jusqu'à changer le sens du besoin. L'action du champagne a pour effet de libérer ces centres nerveux de l'emprise exercée par les couches supérieures du cerveau.

Quelques molécules invisibles suffisent, à déclencher le réveil soudain de l'appétit. Pour l'homme, à la différence des animaux, manger signifie beaucoup plus que se nourrir. En effet notre comportement alimentaire est déterminé par notre organisation sociale et culturelle, avec ses conditionnements, ses préférences, son rythme et ses rites. Si les humains parviennent, grâce à leur technique, à façonner leurs aliments, ils sont aussi en retour façonnés, plus ou moins inconsciemment, par ces aliments chargés à la fois d'énergie, d'affectivité et de symboles. La complexité qui en résulte rend compte dans ce domaine du très grand degré de liberté et de choix dont dispose l'homme dans son comportement alimentaire.

Le rôle des émotions lors de la prise du repas est surtout conçu au niveau du système limbique, l'étage moyen de notre cerveau. Ces formations nerveuses exercent un effet de freinage ou d'excitation pour encourager ou modérer l'appétit. Ainsi, on a tendance à manger plus lors d'un banquet alors qu'à l'inverse l'appétit s'émousse quand on déjeune tout seul. La participation du cortex cérébral au processus de l'alimentation est naturellement prépondérante, même s'il n'est pas le siège des sensations de faim et de satiété. Par l'apprentissage ou le conditionnement comme par la volonté, notre cerveau est capable de modifier à l'infini les nuances du comportement alimentaire, jusqu'à en faire abstraction pendant un temps plus ou moins long. Les humains sont seuls capables d'inhiber intentionnellement le désir de manger. Toutes ces particularités inhérentes à notre espèce expliquent l'importance des facteurs psychologiques et socio-culturels, qui modèlent sans cesse notre réaction vis-à-vis de la nourriture.

Nous avons appris depuis notre tendre enfance à associer nos émotions à la prise de nourriture. Cette dernière étant toujours présentée par la mère, on conçoit que la perception odorante et visuelle de l'aliment se confond bien souvent avec l'affectivité. Ce rite nutritif signifie déjà pour l'enfant amour, sécurité, apaisement, récompense, encouragement et son absence ou son insuffisance provoque des réactions d'anxiété, de colère ou de frustration.

Le rythme des repas contribue par ailleurs à structurer le temps et l'espace de l'enfant. Il impose et façonne l'alternance de la faim et de l'appétit. C'est même là la première notion que l'on inculque à l'enfant. Toutes ces expériences quotidiennes ont engendré dans notre mémoire le goût et le dégoût face à certaines nourritures. Ces éléments de référence ont fini par constituer un vaste réseau de symboles et de préjugés dont chacun de nous est plus ou moins conscient. Leur emprise est d'autant plus profonde que la personnalité est plus rigide.

La faim est une sensation physiologique qui signale le besoin de consommer des aliments lorsque le niveau de sucre dans le sang (la glycémie) tend à baisser. En revanche, l'appétit est une propension psycho-culturelle qui attire vers une variété de nourriture précise du fait de sa nature, de sa préparation, de sa présentation ou de ses qualités organoleptiques connues. Ce désir s'assimile au plaisir pressenti des sensations agréables que la nourriture convoitée fournira.

La faim et l'appétit sont donc deux états différents, mais étroitement liés, parce qu'ils concourent à la maturation d'un éveil sensoriel et psychologique. Ils sont fréquemment confondus dans le comportement alimentaire des individus. Si l'on peut manger sans faim, il peut aussi arriver que l'on n'éprouve aucune envie de manger alors que la sensation de faim existe. Pis encore, si la sensation procurée par ces deux états s'émousse, la situation peut alors devenir préoccupante comme dans le cas de l'anorexie.

D'autres éléments interviennent également ; ainsi on a tendance à manger davantage quand les mets sont délicieux, quand leur variété augmente et quand l'ambiance est chaleureuse. Tous ces facteurs socio-culturels et psycho-émotionnels expliquent pourquoi il est si difficile de comprendre comment le champagne agit sur le centre nerveux pour déclencher l'appétit. Agit-il par stimulation ou par inhibition des circuits qui le freinent ? Toujours est-il que le fait de prendre un verre de champagne réveille généralement aussi efficacement l'appétit que la plupart des médicaments prescrits dans ce but.

A l'état naturel, les animaux ne sont que très rarement affectés par les caprices de cette sensation, car ils savent régler spontanément la quantité de nourriture à ingérer. Ce qui explique que l'on n'observe jamais chez eux le manque ou l'excès d'appétit. Cet état rend naturellement l'étude expérimentale difficile sur un modèle animal.

Chez l'homme, l'effet du champagne s'exerce au bout de dix minutes environ après l'absorption. Ce vin imite en effet l'action de la dopamine qui freine le contrôle venant du centre de la satiété et ouvre l'appétit.

Il faut savoir par ailleurs que le contact physique et chimique de l'aliment avec la paroi du tube digestif est un moyen rapide pour informer le cerveau sur la quantité de nourriture absorbée. Cette évaluation quasi immédiate est de loin plus efficace que d'attendre l'élévation du taux de glycémie, qui est relativement lente. Le gaz carbonique présent dans le champagne suit ce mécanisme en stimulant la sécrétion des glandes de l'estomac et ouvre l'appétit. Pour que ce vin exerce pleinement son action, il ne doit être ni trop vert, ni trop froid, ce qui entraînerait alors un spasme de l'estomac. La température requise pour le servir est de six à neuf degrés.

Il est intéressant de remarquer que la médecine populaire a toujours fait appel au champagne pour réveiller l'appétit sans savoir que ce vin agissait en fait sur le cerveau comme un véritable neurotransmetteur, en stimulant l'activité du centre de la faim. L'expérience quotidienne a maintes fois confirmé la qualité exceptionnelle de ce vin dans son rôle d'apéritif, car selon Coffin, dans *La Champagne vangée*,

« Il n'incite point de tempête
Dans les estomacs languissants. »

On sait que Frédéric le Grand, roi de Prusse, fut un amateur passionné de champagne. On raconte par ailleurs que ce fut au cours d'une période d'inappétence qu'un gentilhomme français de la cour de Postdam, Jean-Charles de La Veaux, lui suggéra de réveiller son appétit avec un peu de champagne. Depuis, le souverain satisfait ne se contenta pas uniquement d'en boire, il chanta aussi les louanges de ce vin, en français, dans une lettre qu'il adressa à son ami Voltaire :

« Pour soutenir notre enjoûment,
Et tout l'essor de la saillie,
Le vin d'Aï, nectar charmant
Pourra nous servir d'ambroisie. »

L'impératrice Joséphine pour sa part, aurait elle aussi apprécié ce vin comme le seul à pouvoir calmer les caprices de son estomac fragile. Elle se délectait notamment par-dessus tout du charme suave du Moët, goût qu'elle s'efforça de faire partager à l'empereur. L'appétit de sa très gracieuse Majesté s'en trouva amélioré. Napoléon, qui avouait préférer le chambertin au champagne, remit en 1814 sa propre Légion d'honneur à Jean-Rémy Moët.

CHAPITRE XII

RÉTRÉCISSEMENT ARTÉRIEL DÛ À L'ARTHÉRIOSCLÉROSE

L'artère comme la veine a une paroi constituée de trois tuniques concentriques ; l'intima qui est la plus interne est faite de cellules endothéliales qui sont directement en contact avec le sang.

Ces cellules endothéliales sont le siège d'une activité intense qui se déroule sur les 96 000 kilomètres de tuyauterie qui constituent le système circulatoire. Toute anomalie de fonctionnement de ces cellules peut favoriser la sténose ou l'obstruction d'un vaisseau quand survient une thrombose. Parmi les facteurs favorisant ces accidents, citons le tabac, l'alcool, le diabète, les infections, les intoxications ou une alimentation déséquilibrée par notamment l'abus de sucres et de graisses qui finissent par se déposer sur les parois artérielles, et les oblitérer.

Pour sauver nos vaisseaux et lutter contre l'épaississement de leur paroi, il importe de ménager l'équilibre précaire dans lequel travaillent en permanence nos admirables cellules endothéliales. Une étude récente de J.P. Pignon *La Presse Médicale*, en collaboration avec C.S. Lieber du Centre de Recherche sur l'Alcool de New York, montre qu'à une consommation modérée de vin est associée une faible incidence de complications cardiaques, dues à l'insuffisance circulatoire.

En outre des enquêtes épidémiologiques en Europe Occidentale (surtout en Finlande et en Allemagne Fédérale) ont mis en évidence l'importance d'un oligo-élément, le sélénium, dont la fonction est de sauvegarder l'intégrité biologique des cellules endothéliales. A ce sujet, elles révèlent que l'infarctus du myocarde survient plus fréquemment chez les sujets dont la concentration sanguine de sélénium reste anormalement basse. Dans ce cas, si ces personnes fument et consomment en plus des aliments surchargés de sucre et de graisses saturées, il devient inévitable que l'arthériosclérose s'installe et entraîne un épaississement de la paroi artérielle.

Par sa propriété anti-oxydante, le sélénium joue un rôle important dans la défense immunitaire. Nos cellules endothéliales demandent constamment son concours pour neutraliser toutes sortes de déchets toxiques qui tendent à s'accumuler à leur surface, gênant ainsi leur capacité de sécrétion. Le champagne, à dose thérapeutique, aide en quelque sorte ces cellules asphyxiées à mieux respirer tout en assurant la régénérescence de leur membrane.

L'altération structurale du cœur et des vaisseaux se fait progressivement et discrètement, c'est pourquoi, lorsque l'orage éclate, les dégâts sont hélas souvent trop avancés. En raison de leur vulnérabilité aux attaques des agents toxiques et des microbes, et en dépit de leur dévouement exemplaire, ces organes doivent être traités avec précaution. Le simple fait éviter le tabac, l'excès de sucre et de certaines matières grasses peut leur être d'un grand secours. Les progrès de la biologie nous apprennent que le cœur n'est nullement une banale pompe comme on le croyait. Il est en réalité une immense glande endocrine sécrétant plusieurs variétés d'hormones qui interviennent sur l'activité des reins, des surrénales et des centres de la régulation de la tension situées dans le cerveau.

Ce mécanisme délicat fréquemment paralysé par la nicotine, est remis à neuf par l'apport des substances biologiques présentes dans le champagne. Cela explique que la médecine populaire ait toujours déconseillé le vin rouge aux artères malades, autorisant au contraire ce vin pétillant à faibles doses dans le but de régulariser le travail du système circulatoire.

A quatre-vingt ans, Clémenceau se soignait encore au champagne, en buvant une coupe après le repas. Ce serait ce breuvage qui aurait rempli son cœur de tendresse dans « l'amitié amoureuse » qu'il entretenait avec sa jeune compagne : « *Après avoir monté cinq étages, j'ignorais totalement l'état de mon système circulatoire* ». Manifestement, le cœur du Tigre conservait sa verdeur, et le champagne y était peut-être pour quelque chose.

CHAPITRE XIII

RÉVEIL DU DÉSIR
(inhibition et disponibilité)

« *Nous ne faisons rien de notablement humain tant que le désir n'est pas en jeu* », nous dit A. Leroi-Gourhan. Passage obligé de tout sentiment pour convier l'être à la fête de la vie, prélude de toute passion qui a la vertu de dénuder non pas deux amants l'un en face de l'autre, mais chacun des deux devant lui-même, le désir est une révolution permanente qui règne en chacun de nous, un principe propulseur qui nous incite à dépasser nos limites.

Paradoxalement, la naissance du désir, tout comme le déclenchement de la tension sexuelle, ne dépend pas uniquement de la présence des hormones mâles et femelles comme cela se passe chez les animaux lors des périodes de rut. Le comportement sentimental et sexuel des humains obéit en réalité aux mécanismes terriblement complexes du cerveau, auxquels ne participe qu'accessoirement le facteur hormonal. Le travail des hormones s'accomplit dans la discrétion et la patience, mais soudain, c'est le réveil, et le feu d'artifice explose pour couronner les flammes de l'ardeur de tout son éclat, « *quand on est jeune, on a de magnifiques réveils, avec la peau fraîche..., les yeux brillants de sève.* » (Maupassant.)

Chez les humains, l'éclosion du désir subit en fait des inhibitions de toutes sortes. Elle peut ne pas être considérée comme satisfaisante soit parce qu'elle est trop rapide ou trop longue, soit parce qu'elle est isolée des autres phases du comportement sexuel et sentimental, ou qu'elle n'est pas partagée sur les plans psycho-affectif et socio-culturel. Toutes les phases de l'éveil sentimental sont fragiles et susceptibles d'être perturbées par de multiples facteurs organiques et psychologiques. Cette *« sorte d'électricité »*, dont parle Madame de Staël, *« qui fait jaillir des étincelles, soulage les uns des excès même de leur vivacité, et réveille les autres d'une apathie pénible »*, est souvent le fruit d'une sollicitation poétique pleine de tendresse et d'émoi.

L'absence de désir sexuel chez la femme est largement caractérisée, on parle d'indifférence, d'apathie ou de désintérêt sexuel. La libido, c'est-à-dire la pulsion à la fois sentimentale et érotique qui règne normalement dans la conscience, peut être émoussée, voire inexistante. Sollicitée amoureusement, la femme n'échoue certes pas dans l'acte, mais l'accomplit sans plaisir particulier. Les causes de ce curieux phénomène restent mystérieuses. On parle de facteurs constitutionnels, de conflits intérieurs, de révolte ou de frustration, de frigidité même. En fait, on spécule parce qu'on ignore de quoi il s'agit. Les estimations concernant la fréquence de cet état d'âme sont aussi vagues que fantaisistes. Selon les sources, elle varie de 2 à 40 % dans les groupes de femmes étudiées !

Il semble en tout cas que les facteurs socio-culturels et psychologiques jouent un rôle fondamental dans l'éclosion de la passion. Peu de chose, en fait, suffit pour faire basculer les hésitations. C'est ainsi que pour se faire aimer des femmes et leur inspirer la passion, Casanova les invitait à sabler le champagne, ce qui les rendait follement amoureuses. A la cour de Philippe d'Orléans et à celle de Louis XV, le champagne coulait à flots. Le duc de Richelieu a écrit que lorsque les messalines de la Régence *« composaient la chronique scandaleuse du genre humain, les orgies ne commençaient que tout le monde ne fût dans cet état de joie que donne le vin de Champagne »*. On a prétendu que la marquise de Pompadour, dont le tempérament était assez froid, buvait quotidiennement du champagne pour entretenir la flamme de ses ébats et qu'elle aurait affirmé que ce vin était le seul à ne pas altérer la beauté de la femme. Après la mort de la marquise, Louis XV en fut abreuvé par ses favorites, qui prétendaient que c'était le seul remède susceptible d'animer l'ardeur du monarque.

Dans l'univers mystérieux de l'amour, l'homme et la femme

ne réagissent pas de la même façon. Si les stimulations sensuelles et érotiques perçues par une femme, ne sont pas suffisamment valorisées par le contexte psycho-affectif, pour atteindre le niveau émotionnel nécessaire, le désir peut ne pas naître et la tension qui en résulte se transforme aussitôt en frustration. Un trouble gynécologique, une perturbation du milieu sanguin, la fatigue, les agressions de toute nature (manque de sommeil, abus de tranquillisants, de somnifères...) constituent autant de causes possibles capables d'émousser le désir d'une femme jusque là sans problème.

Malgré les immenses progrès accomplis dans le domaine de la physiologie, nous ignorons encore à peu près tout de la biologie de l'amour. Cette notion désigne-t-elle un réflexe social ou un instinct ? Par quel effet un tel influx peut-il pousser un individu jusqu'à son dépassement. Le peu que nous comprenons n'est au fond que l'infime partie d'un mystère qui reste impénétrable (voir Annexe p. 217).

Les chercheurs ont essayé de comprendre les bases fondamentales qui, chez les animaux supérieurs, sont responsables du déclenchement d'un comportement sexuel. Il a été possible de démontrer expérimentalement qu'en coupant la base du cerveau, afin d'isoler la moelle épinière de ses connexions avec le cortex, l'animal adopte d'une manière permanente une attitude de coït. Ceci prouve qu'il y a incontestablement un système de circuits réflexes très complexes déclenché périodiquement par la stimulation hormonale.

Le comportement humain est infiniment plus compliqué, et insondable, même si, comme l'écrit Racine,

> *« L'amour le plus discret*
> *Laisse par quelque marque échapper son secret. »*

C'est ce secret, justement, que l'on tente de percer dans la profondeur du cerveau, en plein centre duquel se trouve une structure nerveuse en forme de fer à cheval qui relie de nombreux centres : le lobe frontal, les anneaux limbiques, l'hypothalamus, le tronc cérébral qui sont respectivement les sièges de l'analyse, de l'émotion, de la mémoire, des pulsions et de la vigilance. Au cours d'expériences sur des sujets animaux, les biologistes ont découvert dans le cerveau les circuits de la jouissance et peut-être même de l'orgasme ; mais le centre du désir, ce lieu où sont créées la motivation et la tension insaisissable qui poussent irrésistiblement et déclenchent le comportement adéquat à la recherche de la tendresse, demeure résolument caché.

Peut-être serait-ce en étudiant la nature des hormones qui interviennent dans la magie de la jouissance que l'on trouverait la piste du désir ? On a, en effet, pu mettre en évidence, dans ces réseaux de la passion, une quantité anormalement élevée de dopamine, l'une des molécules chimiques que nos cellules nerveuses utilisent pour transmettre leurs messages électriques. Or, certains médicaments calmants, comme les neuroleptiques (Haldol, Nozinan...), se montrent très efficaces dans la neutralisation des effets de cette dopamine.

Si l'alchimie de l'organisation hormonale est fondamentale dans le développement du comportement amoureux, il ne faut pas pour autant oublier l'importance de l'influence culturelle dans l'éveil de la sentimentalité, ainsi que le rappellent ces vers de Rimbaud :

« Nuit de Juin ! Dix-sept ans ! On se laisser griser.
La sève est du champagne et vous monte à la tête.
On divague ; on se sent aux lèvres un baiser
Qui palpite là, comme une petite bête. »

Dans tous les cas la conjugaison des deux phénomènes se produit : le facteur biologique prépare d'abord la disponibilité, tandis que l'étincelle d'origine psycho-culturelle déclenche l'enchantement. Souvent, alors que l'homme presse sa partenaire de tendres sollicitations, *« enfin, à travers bien des hésitations, des à peu-près, des retouches, il finit par comprendre ce qu'elle n'osait pas dire... »* (Roger Martin du Gard).

C'est principalement, pour vaincre l'indécision que l'effet du champagne intervient. Par sa magie, les barrières s'estompent, les distances se rapprochent, les langues se délient et la chair vibre. La parole, même confuse, devient limpide. C'est lors de cet instant sublime que la beauté se dégage soudain du sentiment poignant de l'être révélé.

C'est ce que Paul Valéry peint dans *Charmes* par ces vers :

« Mais ces mots que j'exprime à genoux
Ne sont pourtant qu'une âme hésitante entre nous. »

Face à cette fascination irrésistible et réciproque qui s'exerce entre deux êtres, Paul Vialar conclut : *« C'est une révélation capitale, immense, la plus humaine de toutes pour moi ».*

Dès lors, il serait insensé d'ignorer l'envoûtement que procure le champagne dans les accords insoupçonnés entre la soif de l'autre et la soudaine irruption du désir engendré par sa saveur. L'art et l'érotique se rencontrent dans ce liquide pour illuminer l'esprit.

Tous deux exaltent le Moi qui chante les louanges de l'Autre. L'érotique prodigue des joies profondes, intimes, ineffables pendant que l'art transmet ses particularités affectives et enchanteresses. Tous deux s'aident mutuellement à faire épanouir leurs passions, à parvenir avec l'autre à l'entente totale, à aimer et à s'en faire aimer. Alors éclate, dans toute la splendeur du champagne, la permanence de l'œuvre qui a su assurer la flamme des émotions de son créateur. Semblable à une symphonie, ce vin réalise subitement une communication intersubjective, et crée, malgré la suprême pudeur du départ, une frémissante intimité. Encore rougie par le feu de ce poème de parfum, l'étreinte qui éclate laisse fleurir autant de variantes qu'il y a de fugues et de divertissements.

Le chant de l'amour a toujours murmuré en chacun de nous. Par delà les nations, par delà les classes, par delà la médiocrité des préjugés, le champagne est fragile et éphémère, mais surtout chaleureux, fraternel, riche en esprit et en joie. Porteur d'un message à la fois gai, sincère et lucide, il nous révèle que le sentiment est la musique du corps. Même lorsque l'amour nous quitte, ou se révolte, le nectar reste toujours là, fidèle, prêt à nous consoler dans l'immense solitude : *« Il s'assied, on lui présente une coupe de champagne... Il hésite ; puis sourit tristement, hausse les épaules et accepte ».* C'est ainsi que Jules Romains, nous peint dans *Les Hommes de bonne volonté* l'amertume réconfortée.

Quels que soient le pouvoir, la force, ou les charmes de ce vin, qu'il aide à tenter, réveiller et épanouir, ou à consoler et calmer jusqu'à faire oublier, comme toujours, il convient d'en éviter l'excès.

L'empreinte exercée par la pression du milieu socio-culturel sur notre intimité, est beaucoup plus marquée qu'on ne le supposait. Cette contrainte, spécifique à notre espèce, explique pourquoi nos semblables ont toujours recouru à toutes sortes de stratagèmes, pour rompre les barrières qui les empêchaient de courtiser le ou la partenaire de leur choix. Dans *Le Tzarevitch*, de Lehar, on trouve le remède efficace pour réchauffer l'esprit et ouvrir le cœur :

« Divin champagne, ô vin de feu !
Sitôt qu'on te savoure un peu,
On peut voir double et c'est tant mieux
Car d'un seul bonheur, on en fait deux ! »

« Le feu de ce jus amoureux », selon l'expression de Charles Coffin dans *La Champagne vangée*, est capable de changer l'hésitation en audace, la timidité en offrande, la retenue en plénitude, l'instant en éternité. Les arômes du champagne réussissent à rompre les préjugés, à détruire le doute, et à exalter le vécu.

Lorsque tous les possibles semblent s'épuiser, que l'on reste indécis et sans pouvoir, le champagne joue la séduction. L'horloge intime de l'expérience amoureuse est en marche, son appel est irrésistible !

L'amour avait besoin de la poésie du fantasme, il s'est laissé guider par la douceur de l'imaginaire. Insensiblement, le sentiment a pris corps dans le vécu, encouragé par la féerie de ce vin pétillant.

Il est temps de regarder de plus près, dans la mesure du possible, comment s'amorce le mécanisme de cette inspiration explosive :

« Plaisir d'amour ne dure qu'un moment ;
Chagrin d'amour dure toute la vie... »

Cette rengaine populaire chère à nos grands-mères semble passée de mode. Notre société ne valorise plus la tristesse ni la frustration sentimentale, bien qu'elle en génère plus que jadis, à cause des murs élevés dans un monde qui devrait être celui de la communication. La psychanalyse cherche même à les combattre, en tant que maladie, par tous les moyens, y compris par la chimiothérapie. Au siècle de l'ordinateur, la chimie de l'amour nous intrigue toujours. Notre vie sentimentale, comme nous l'avons constaté, est plus ou moins en rapport avec l'activité électrochimique du cerveau qui réagit à chaque sollicitation venue de l'environnement. Les différences entre les manières d'être, et d'aimer, doivent donc correspondre, au moins en partie, à des nuances biologiques individuelles.

Les substances qui réveillent le psychisme, et notamment le champagne, ne créent pas de toutes pièces les réactions affectives, et encore moins l'idylle. Elles ne font que développer un sentiment pré-existant, à l'état latent, prêt à germer et à éclore. Mais elles peuvent aussi le diminuer ou le perturber quand l'absorption est inadéquate dans le temps ou dans la quantité. Leur propriété est semblable à celle des émotions qui sont capables de pousser notre cerveau à élaborer des substances qui renforcent ou freinent les circuits où siège l'affectivité, c'est-à-dire le plaisir ou la souffrance, la tendresse ou l'indifférence.

Presque toutes les vicissitudes de la vie active sont placées sous la dépendance des sécrétions biochimiques du cerveau. Plaisir et chagrin d'amour résultent en fait de l'activation de cette alchimie par les émotions ressenties.

L'énergie déployée, insoupçonnée et foudroyante, s'adoucit en attirance et attachement. C'est l'heure inoubliable où l'on fait ensemble toutes sortes de « folies », le moment de toutes les promesses, de toutes les acceptations et invitations, de toutes les audaces aussi...

Pendant ces heures de délice, le plaisir et le désir sont de temps en temps « relancés » par des stimulations nouvelles, visant à revaloriser l'attirance première. A ce stade, tout ce qui pourrait gêner l'épanouissement du sentiment ne fait que le renforcer davantage. La fluctuation des hormones et des ondes électriques, comme celle des corps, introduit en fait de nouvelles excitations sensorielles pour accorder le couple. Outre le dépassement et le don de soi, l'amour a encore besoin du charme de l'inattendu et de la fantaisie.

Et c'est justement par la vertu d'une infime gorgée de ce vin d'amour que les cellules du cerveau répondent de concert par la magie de leurs hormones et neurotransmetteurs, créant ainsi un état euphorisant qui dure deux à trois heures, laps de temps en général suffisant pour que s'évanouissent les tabous et que tombent les barrières, laissant libre place au jeu de l'amour et du hasard.

Cependant, il faut se garder d'oublier que la plupart des substances déchargées par le cerveau possèdent souvent un double pouvoir. D'une part, elles commandent l'activité de l'hypophyse, une petite glande à la base du cerveau qui encourage à son tour, par ses hormones, les autres glandes endocrines (ovaires ou testicules, surrénales...). D'autre part, elles assurent un travail de modulation et de transmission pour aider à la compréhension, voire à l'interprétation des messages reçus. L'ensemble de ces hormones réagissent en retour sur le cerveau qui les sécrète, grâce à l'effet conjugué de leur synergie et de leur mixage. Il existe ainsi plusieurs niveaux d'interprétation. L'enchaînement des effets et des réponses est perpétuel, sous l'interaction des nuances intérieures et extérieures. La subtilité de cet équilibre atteint une telle délicatesse que la moindre absorption abusive risque de tout compromettre !

L'imprudent qui cherche à renforcer sa sensation de bien-être en augmentant sa consommation de champagne épuisera vite sa réserve de neurotransmetteurs. Et le cerveau affaibli tendra à répondre de manière inadéquate. Ce qui pourrait être évidemment regrettable juste au moment où l'être tout entier doit donner le meilleur de lui-même, le plus beau surtout.

L'effet du champagne semble donc directement lié à son action rapide sur les centres de l'hypothalamus où a lieu une libération amplifiée d'hormones de toutes sortes et notamment de la dopamine et des hormones sexuelles.

Cependant, il convient d'éviter soigneusement tout abus. En effet, au-delà d'une flûte pour une femme et de deux pour un homme, c'est l'effet inverse qui pourrait se produire.

Les amoureux n'ont pas attendu les découvertes de la science pour savoir apprécier la vertu de ce vin de charme et de tendresse qui a tant de fois réveillé leurs émois.

> « *Avant de le boire, respire*
> *O vierge, ce vin enjôleur.*
> *Tu ris ?... C'est l'amour qu'on aspire*
> *Dans son parfum de vigne en fleur.* »
>
> Amaury de Cazanove — *Couplets au champagne.*

CHAPITRE XIV

TROUBLES GYNÉCOLOGIQUES

Les rois qui ont fait la France ont tous tenté de perpétuer leur règne de la même façon, en réunissant autant que possible toutes les chances pour procréer un enfant mâle. Rien d'étonnant donc que le champagne, par ses qualités gustatives et diététiques, ait été considéré comme un aliment de haute valeur, et même comme un remède recherché, pour donner aux procréateurs les meilleurs chances d'atteindre leur objectif, mais aussi pour calmer les nausées au début de la grossesse.

Le choix d'une épouse de haute lignée apte à procréer, les soins obstétricaux passant des sages-femmes aux médecins, la réception rituelle du nouveau-né selon un protocole complexe, le rôle dévolu aux dignitaires de l'Eglise, les réjouissances offertes au peuple lorsque l'enfant était un mâle constituent autant d'événements qui nous instruisent souvent plus sur le caractère des Altesses régnantes que ne le fait l'Histoire, sujette à des interprétations partisanes.

Au moment de leur accouchement, les reines de France étaient mises entre les mains de sages-femmes de bonne réputation. Leur dévouement était nécessairement approuvé par le Premier Barbier du Roi, le chirurgien de la cour, et aussi par la première notabilité de la paroisse, le curé. Durant le déroulement de la grossesse, le régime de la reine devait être particulièrement riche et varié, et arrosé d'un vin de choix, qui était également consommé après l'accouchement pour « irriguer et laver » la matrice. L'alimentation, destinée à améliorer rapidement l'état de santé de la mère, était soigneusement équilibrée. Ceci était encore plus important si elle accouchait d'une fille, puisqu'il lui fallait aussitôt recommencer, dans l'espoir d'avoir un garçon. Bien que le médecin ne participât pas à l'accouchement, il en surveillait de loin le déroulement et ordonnait les mille précautions à prendre lors de la composition du régime alimentaire avant et après l'accouchement. C'est lors de la naissance des bâtards de Madame de Montespan que des médecins accoucheurs collaborèrent pour la première fois. Il lui fut conseillé de boire une pinte de champagne demi-sec à chaque repas pendant toute la durée de la grossesse, pour fortifier le foetus et d'en doubler la dose après la naissance de l'enfant afin de relever rapidement de couches.

Au pays de la loi salique, la rage de nos rois, princes et cardinaux de faire des mâles était admirable et devenait même héroïque, tant elle était effrénée. *« Il s'est vu des hommes qui n'ont rien épargné pour avoir des successeurs, principalement du sexe le plus noble. L'art qui enseigne ce secret ne saurait être trop estimé, puisque c'est souvent de là que dépendent le bonheur des Etats et la tranquillité des familles. »* Cette assertion soutenue par Nicolas Venette met clairement en évidence la mentalité de cette fin du XVIIe siècle. La détermination absolue à engendrer un héritier mâle allait même dans les siècles suivants porter la misogynie à son paroxysme.

L'idée n'était certes pas nouvelle, ni spécifiquement française d'ailleurs. L'orgueil de n'enfanter que des mâles est commune à tous les temps et à tous les pays. C'est pourquoi on ne s'étonnera pas de la prolifération d'une littérature spécialisée qui, durant trois siècles, a développé inlassablement toutes sortes de recettes censées enseigner aux couples *L'Art de faire des garçons*. Jusqu'au milieu du XIXe siècle nos ancêtres croyaient encore fermement que *« toute création réalisée selon les règles de l'art ne peut donner que des mâles. »* Car la femelle était considérée comme le fruit d'une imperfection, d'une maladresse, que quelques précieuses précautions auraient souvent permis d'éviter.

Ce fut dans cet état d'esprit que l'on mit au point des régimes susceptibles d'aider à procréer des garçons. Le couple ne devait consommer que du vin blanc. Les vins de Bourgogne et de Champagne étaient bien entendu les plus nobles et les plus recherchés des vins fécondateurs. Certaines recettes conseillaient même de les accompagner de poudre de matrice de lièvre. Les rognons blancs de bouc étaient aussi fort appréciés car le mâle ne provient que du mâle. On pensait d'ailleurs que celui qui ne savourait qu'un seul rognon, risquait d'engendrer un fils avec un seul testicule !

L'accouplement, après avoir été longuement et minutieusement préparé, devait s'accomplir dans la gaieté, la tristesse n'engendrant que des filles. A cet effet, on recourait à la contribution de ces excellents vins. Les ébats devaient alors se dérouler dans un lit chaud et parfumé au musc.

Mais, en dépit de ces précautions, le nombre des filles était toujours le même, d'autres savants mirent alors au point des techniques de haute précision. Leurs méthodes, à la fois « balistiques et anatomiques », postulaient que chacun des deux testicules engendrait spécifiquement un seul sexe : le testicule droit donnait évidemment le garçon. L'homme devait ainsi s'incliner du côté gauche et viser l'ovaire droit de son épouse, qui était destiné à recevoir la semence mâle. L'angle de tir du « canon de la vie » était ainsi pointé avec précision, grâce aux effets du vin judicieusement consommé avant l'acte. La main gauche du mari, devait alors, au moment crucial, glisser lestement sous la hanche de sa femme pour la soulever promptement jusqu'à former un angle de 30 degrés par rapport à son axe fécondateur. Visiblement, la procréation du mâle exigeait une technique d'une infinie délicatesse et d'une grande complexité. Reconnaissons tout de même, avec admiration, que rien ne décourageait nos aïeux dans leur obstination acrobatique pour perpétuer le règne du mâle.

L'opération, une fois réussie, ne s'arrêtait pourtant pas là. Si l'enfant nouveau-né paraissait faible ou ne pleurait pas, on le baignait parfois dans une décoction de vin servant à le fortifier. Il arrivait même qu'on lui en fasse boire une gorgée : *« Plusieurs sages-femmes remplissent leur bouche de vin, qu'elles jettent dans celle de l'enfant aussitôt qu'il est sorti de la vulve »* signale l'accoucheur Gabet au siècle dernier. Cette pratique fut maintes fois observées autrefois en Champagne.

L'histoire relate que Louis XIV eut la chance d'échapper à ce gavage. Aussitôt né, l'enfant de France fut d'abord ondoyé à l'eau lustrale tiédie. On le plaça ensuite sur un plateau d'argent pour lui passer la chemise envoyée par le Pape Urbain VIII et les langes également bénis par le Saint-Père, témoignant ainsi qu'il le reconnaissait comme le fils aîné de l'Eglise. Le Dauphin fut ensuite entouré de ses gouvernantes, sous-gouvernantes, nourrices et berceuses. Le médecin et l'apothécaire affectés à la Maison du Dauphin surveillaient étroitement le régime de la nourrice qui devait manger beaucoup de viande et boire du vin noble pour enrichir son lait. L'enfant devait sûrement peu apprécier ce lait au goût spécial qu'il fût obligé d'avaler deux fois par nuit jusqu'à l'âge de dix mois. Ce qui ne l'empêcha pas pour autant, selon Saint-Simon, *« d'user uniquement toute sa vie du meilleur vin de Champagne »*, tout au moins jusqu'en 1695 lorsque son médecin, Fagon, alarmé par le délabrement de l'auguste estomac, le lui fit remplacer par le vieux vin de Bourgogne, moins acide.

Cette longue tradition nous éclaire sur le prestige séculaire du champagne, réputé pour ses qualités toniques qui sont particulièrement salutaires avant et après l'accouchement, ainsi que pendant l'allaitement. Depuis le début du XVIIIe siècle, ce remède ancestral a été prescrit systématiquement pour aider les femmes à surmonter l'épreuve redoutable de l'accouchement.

La nature fascinante de la femme, et l'idée pérenne selon laquelle son sexe régit tous les maux, ont longtemps expliqué l'ampleur des troubles que l'on regroupait commodément autrefois sous le vague vocable de « maladies de femmes », ensemble des tracas quotidiens causant bien des soucis aux médecins de la bourgeoisie.

La plus précoce de ces maladies féminines était la chlorose, une épidémie qui frappait uniquement les jeunes filles. Leur étrange pâleur et leur tendre fragilité hantaient l'imagerie populaire, héroïnes immortelles, elles peuplaient tant les romans que les observations médicales. La tentation de l'angélisme, l'exaltation de la jeunesse, la délicatesse de la virginité, entretenaient le fantasme du mythe de « la jeune fille de lys », dont la beauté même du teint témoignait à la fois de l'éclat et du dépérissement.

La chlorose devint ainsi ce mal étrange qui guettait les jeunes filles sentimentales de bonne famille et qui disparaissait comme par enchantement après le mariage salutaire tant attendu. La prolixité du discours médical au XIXe siècle était édifiante à ce propos, dépassant de loin celle des époques précédentes. Dysfonctionnement du cycle menstruel, manifestation involontaire du désir amoureux qui s'éveille, spasme de l'estomac (cet organe était considéré comme le symbole de la matrice au niveau de l'appareil digestif), maladie héréditaire ou familiale, insuffisance de l'énergie vitale, « folie ou hystérie pubertaire » (provenant d'un utérus qui tend à s'éclore en dérangeant les nerfs trop sensibles) sont autant de théories qui alimentèrent avec profusion la veine des romanciers et des médecins jusqu'au début de notre siècle. Aujourd'hui encore, nous pouvons être émus par le combat émouvant des héroïnes de Zola, luttant en vain contre cette métamorphose de leur corps et de leur cœur, charme pathétique que Victor Hugo qualifia ainsi : *« Elle avait cette grâce fugitive de l'allure qui marque la plus délicate des transitions, l'adolescence, les deux crépuscules mêlés, le commencement d'une femme dans la fin d'un enfant. »*

Sans aucun doute, le fantasme né du sang menstruel n'a pas manqué de contribuer à la genèse de la condition féminine. Les parents inquiets préparaient fiévreusement le mariage, seul espoir de franchir ce cap difficile. En attendant, on prescrivait à ces jeunes filles des aliments tièdes (la chaleur aurait avivé l'ardeur de leur désir), assortis de champagne dont les vertus ne faisaient aucun doute. Beaucoup d'entre elles furent en effet miraculeusement guéries, grâce à ce vin vivifiant ou peut-être à la perspective du mariage ?

Enfin, vers la fin du siècle dernier, une découverte apporta la lumière sur l'énigme de ce symptôme mystérieux. La chlorose était tout simplement due à une carence en fer qui provoquait la pâleur extrême de ces adorables créatures.

Les progrès de nos connaissances sur les causes de l'anémie, la pratique de la numération globulaire justifient le traitement traditionnel au moyen du champagne, qui possède une teneur appréciable en ions ferriques. A raison d'une flûte par repas, il y a environ 0,4 mg de fer absorbé, ration qui est largement suffisante pour couvrir les besoins journaliers. Cette prescription, bien plus efficace que les autres toniques de jadis à base d'arsenic, fait diminuer progressivement la pâleur au bout de quelques mois.

En cas de règles douloureuses il est aussi fréquemment conseillé de prendre un peu de champagne, car il est toujours susceptible de soulager et de calmer la plupart des symptômes indésirables. En fait ce sont les ions de calcium et de potassium qu'apporte le champagne qui permettent d'harmoniser de nouveau la situation (voir Annexe page 219).

C'est précisément dans ces cas bénins et extrêmement fréquents que la coutume familiale a toujours conseillé d'administrer du champagne pour calmer les règles tumultueuses, en vertu des qualités vivifiantes et purificatrices dont ce breuvage est pourvu.

Ceci se pratiquait d'ailleurs avec d'autres vins, longtemps avant la création du champagne.

Le flux menstruel ayant inspiré, dès l'aube de l'humanité, une fascination et une interrogation profonde sur le mystère de la vie, de tout temps, toutes les civilisations ont essayé, à travers de multiples rituels, de maîtriser la puissance et l'envoûtement de ces manifestations rythmées au gré des cycles lunaires. On redoutait surtout l'impureté que les règles pouvaient entraîner. Se purifier devenait une obsession culturelle et religieuse constante, le seul moyen de se préserver de cette pollution physiologique. Toutes sortes de pratiques irrationnelles furent ainsi adoptées dans ce but, soit en isolant la femme en période de règles, soit en lui ordonnant des ablutions par l'eau, le sel, la décoction de certaines plantes, et la récitation de formules magiques. On pratiquait périodiquement des rites de renaissance pour se libérer de tout ce qui avait été au contact de l'impure.

Mais la souillure était parfois transmuée en pureté. C'est grâce à la vigne, véritable pierre philosophale, que cette métamorphose put s'accomplir en investissant la femme du puissant archétype d'« arbre de vie », c'est pourquoi le fait d'être honorée de cette plante dans le *Livre des livres* représente sûrement le compliment le plus noble réservé à la femme :

> « *Ta mère était semblable à une vigne.*
> *Elle était féconde et feuillue,*
> *Elle eut des ceps puissants*
> *Qui devinrent des sceptres royaux.* »

Telles furent les louanges chantées dans *le Cantique des cantiques* en témoignage de gratitude à la féminité. Cette transformation de l'impureté en pureté dans la religion judéo-chrétienne a permis à la femme d'accéder, symboliquement au moins, au rang de la sacralité.

Dans la conscience de l'homme, le mystère du féminin tend paradoxalement à tout dominer. Peu de divinités en fait ont eu comme la femme le droit et le pouvoir de régner à la fois sur le sacré et le profane, la lumière et l'ombre. Cette ascension de la femme au domaine des forces suprêmes provient dès le départ de la fascination qu'exercent sur l'homme la maternité et la menstruation. Il persiste encore aujourd'hui des traces lointaines de cette grandiose histoire où elle fut tout à tour encensée et villipendée. On sait par exemple qu'il lui fut longtemps interdit de s'approcher du pressoir en période de menstruation. Dans la ville de New York ainsi que dans d'autres lieux, il est toujours défendu de recevoir ensemble les hommes et les femmes dans un même salon de coiffure ou de soins esthétiques. Il s'agit là d'une véritable survivance de la crainte irrationnelle selon laquelle tout ce qui est détaché du corps féminin est capable de souiller ou d'ensorceler son fragile partenaire ! Au cours des siècles, la femme n'a jamais perdu ses privilèges archaïques de « Maîtresse de lieu », de source, de chaleur, dans laquelle on ensevelit les morts afin qu'ils renaissent à la vie. *« Elle est l'aurore du Monde par la sève de sa matrice. » (Chants orphiques).*

Jusqu'au temps de la Renaissance, les femmes en période de règles devaient s'abstenir de pénétrer dans une église. Les hommes abominables qui avaient une relation avec une femme à ces moments là étaient frappés par le même interdit. Ils devaient aussi expier ce péché en pratiquant vingt jours d'abstinence au pain et au vin, les seuls aliments sacrés censés éliminer toutes traces de souillure.

Combien y a-t-il exactement de femmes qui souffrent de leurs règles ? Les enquêtes en Europe, comme aux Etats-Unis, révèlent que 40 % des femmes se plaignent de ces anomalies et que 10 % d'entre elles sont plus ou moins handicapées par ces ennuis, soit à la veille de leur menstruation, soit lors des deux premiers jours. Presque toutes les femmes sans exception se plaignent au moins une fois dans leur vie de ces problèmes, dont l'intensité varie d'une personne à l'autre et d'un âge à l'autre. Il est vrai que la pilule contraceptive, quand elle est bien indiquée et bien adaptée, aide à améliorer de façon remarquable cet état de souffrance périodique. Si les cas graves nécessitent un bilan précis et relèvent d'un traitement médical spécifique, en revanche, nombreuses sont les manifestations bénignes où aucune cause organique ni fonctionnelle n'est trouvée. A ces personnes, on a suggéré de mener une vie moins sédentaire, de consommer moins de café et de coca-cola. Celui-ci renferme en effet des xanthines qui irritent les centres profonds du cerveau et perturbent les circuits de régulation hormonale. On a également proposé un apport de magnésium, de calcium et de vitamines B (dont les folates et la vitamine B6). Or nous savons que le champagne en contient en quantité appréciable, ce qui a fait de ce vin un remède traditionnel et souverain (voir Annexe p. 221).

Par ailleurs, dans certains cas, l'abondance des règles est due à l'administration d'hormones inappropriées (les œstrogènes surtout). Certaines catégories de pilules, contenant un excès d'œstrogènes, sont susceptibles de provoquer ces ennuis. L'effet tonique du champagne peut alors procurer un certain apaisement et contribuer à une récupération rapide, en attendant le diagnostic du médecin et éventuellement la prescription d'un autre type de pilule.

Il est logique que le champagne, considéré comme un remède familial et immédiatement disponible, soit étroitement associé au premier traitement des ennuis menstruels. En revanche le début de grossesse représente une période critique où il est conseillé de ne boire aucune boisson alcoolisée. Au contraire, il est salutaire, après l'accouchement, comme le veut la coutume, d'administrer du champagne à la mère fatiguée pour remonter son état général. Tel est le paradoxe de ce vin dont les vertus dépendent des circonstances. Sachant de surcroît que quantité n'est pas synonyme de qualité, c'est avec raffinement et modération qu'il convient de consommer ce breuvage, afin d'en exploiter au mieux les facultés thérapeutiques.

CHAPITRE XV

GÉRONTOLOGIE

Le roi Gilgamesh qui régna à Ourouk, sur la rive gauche de l'Euphrate, avait vaincu le géant Houmbaba au cours d'un combat titanesque. Il devint ainsi le favori de la déesse Inanna. Notre héros ne se contenta pourtant pas de la beauté de cette divinité. Ce qui l'intéressait en fait était de découvrir le secret de l'immortalité ! Il réussit à l'obtenir sous la forme d'une plante magique. Mais distrait, il se la fit dérober par un serpent. Depuis ce jour, ses descendants durent se résigner à leur condition de mortels. Il y a plus de 5 000 ans que l'homme se révolte contre le privilège d'immortalité que s'octroient les dieux. C'est ce que nous prouvent les quelques vingt-cinq mille tablettes d'argile de la bibliothèque du roi Assurbanipal que les archéologues ont découvertes à Ninive. Elles racontent en alphabet cunéiforme cette épopée pathétique de Gilmanesh, qui cherchait en vain un remède contre la vieillesse et contre la mort. Une fatalité analogue s'abattit sur le premier couple de l'humanité, Adam et Eve, expulsé de l'Eden pour avoir osé savourer le fruit de l'Arbre de Vie. Dans ces deux mythes, les dieux ont condamné les humains à une mort inéluctable, et se sont arrogé la vie sans partage. Visiblement, le désir de vivre plus longtemps et en bonne santé a toujours été le rêve de l'humanité.

Tithon de Troie, frère du roi Priam, eut aussi la chance d'épouser une déesse, Eos, divinité de l'aurore, qui s'éprit de la beauté et de la force du jeune prince. Follement amoureuse, elle pria alors Zeus d'accorder à son époux la vie éternelle, mais l'étourdie oublia de lui demander de perpétuer sa jeunesse. Alors le pauvre Tithon fut condamné à vieillir éternellement, réduit à un état pathétique de sénilité pitoyable. Il se trouva ainsi privé de tous les plaisirs terrestres, se lamenta dans sa longue solitude, et se désola que d'autres aient pu enfin trouver le havre de repos que lui-même n'atteindrait jamais.

Les hommes semblaient donc condamnés à ne pas pouvoir accéder à l'immortalité. A la suite d'une querelle, Zeus punit Prométhée, le créateur de la race humaine, en retirant le feu aux hommes. Prométhée se rendit aussitôt dans l'olympe, déroba le feu et le rendit aux hommes. Pour se venger, Zeus ordonna à Héphaïstos de fabriquer une femme et aux quatre vents de lui insuffler la vie. Cette femme, Pandore, aussi belle que bête, méchante et paresseuse, ouvrit la jarre dans laquelle Prométhée avait enfermé tous les maux capables d'affliger le genre humain, dont la vieillesse, la maladie et la mort. Toutes ces calamités se répandirent alors au dehors et s'attaquèrent aux mortels.

Mais la volonté des hommes, dans leur quête patiente de longévité, ne fut pas découragée pour autant. Depuis Aristote, jusqu'à Descartes en passant par Epicure et Lucrèce, leur ténacité dans la poursuite de leur rêve a été admirable.

Au plus profond des forêts du Mont Olympe, la nymphe Juventas s'était changée, sous la magie et la force de Zeus, en une fontaine de jouvence. Ses eaux dégageaient des parfums exquis et quiconque avait la chance de s'y baigner retrouvait aussitôt la jeunesse et la santé. Quand les Espagnols découvrirent le Nouveau Monde, ils pensèrent que cette fontaine mythique s'y trouvait. Alors Ponce de Léon, navigateur espagnol, entreprit une expédition afin de retrouver ces eaux miraculeuses pour le roi d'Espagne. Ses navires atteignirent, un matin de l'an 1513, une île paradisiaque. C'était la Floride, mais la fameuse fontaine n'y était pas. Ponce de Léon fut fort déçu. Il mourut quelques années plus tard sous la flèche empoisonnée d'un Indien, au cours d'une exploration dans la jungle.

Depuis, à travers les siècles et les continents, biologistes et gérontologues ont poursuivi inlassablement ce travail. Il se sont rendus compte que cette eau mythique ne se cachait pas au cœur d'un bois sacré, mais bien dans le noyau invisible de nos cellules. Ce qu'ils y ont découvert reste à la fois merveilleux et désespérant :

la mort comme la vie y sont bel et bien inscrites. Tout est déjà fixé et arrêté dans le Livre de la vie qu'est ce minuscule brin d'acide désoxy-ribonucléique (ou ADN) enroulé en double hélice.

En fait, la longévité humaine n'a pas augmenté de façon significative au cours des millénaires, et la limite de soixante-dix ans mentionnée dans les récits bibliques reste encore un record. En revanche, grâce à l'amélioration des conditions de vie et aux progrès de la médecine, l'espérance moyenne de vie s'est allongée. Si les principales causes de décès étaient aujourd'hui éliminées, la longévité de l'homme serait encore limitée à cent ans. En effet, à partir d'un certain âge, des désordres liés à une dégénérescence naturelle apparaissent, altérant peu à peu les artères, le système immunitaire et la faculté de réparation. Il en résulte, chez les sujets âgés, une vulnérabilité accrue de l'organisme. On estime que le déclin du corps humain débute vers l'âge de trente ans. B. Strehler, travaillant au centre de recherches gérontologiques de l'Université de Californie Sud, pense qu'après cet âge la perte des capacités fonctionnelles est d'environ 2 % par an.

En réalité nos cellules se renouvellent, tout en conservant l'unité apparente de notre corps. A part les cellules nerveuses et musculaires, tous les constituants de notre organisme changent sans cesse. Chaque jour, chaque minute, voire chaque seconde, des milliards de molécules et d'atomes composant notre structure subissent une réparation permanente, grâce au travail vigilant de nos enzymes. Ces dernières corrigent les défauts de fonctionnement, enlèvent les pièces usées de l'usine, les remplacent, les remettent en marche, coordonnent leur fonctionnement à un rythme vertigineux. Vu sous cet angle dynamique, notre corps, malgré sa forme immuable, se comporte comme un fleuve en agitation permanente qui n'est jamais ni tout à fait le même ni tout à fait un autre. A chaque moment, un grand nombre de cellules meurent et sont remplacées, mais les nouvelles cellules ne nous rajeunissent pas pour autant. Ce renouvellement a d'ailleurs aussi ses limites, lesquelles définissent justement le phénomène de vieillissement.

Afin de prouver que le nombre de divisions possible d'une cellule est inscrit dans nos gènes, les biologistes ont réussi à remplacer le noyau d'une cellule jeune par celui d'une cellule âgée ; la cellule ne peut alors plus se diviser et meurt. On a aussi provoqué le phénomène inverse en rajeunissant une cellule vieillie grâce à un noyau prélevé sur une cellule jeune. Ces expériences montrent que l'horloge qui permet de poursuivre la division cellulaire se trouve effectivement dans le noyau. Mieux, on sait même que cette faculté est inscrite sur la sixième paire de chromosomes, là où est également stocké le programme de notre défense naturelle et de notre identité biologique. Rien d'étonnant donc que la longévité varie d'un individu à l'autre, ainsi que la capacité de résistance face aux diverses maladies. On sait également que certaines cellules spécialisées (du cerveau, des muscles, des glandes...) ne se divisent pas et, sont donc irremplaçables, bien que leur structure moléculaire subisse des renouvellements permanents. Or, ce sont justement ces cellules spécialisées qui sont les plus fragiles, et les plus sujettes aux altérations survenant avec l'âge. Elles entraînent par exemple, chez les sujets âgés, des modifications chimiques dans l'utilisation des substances nutritives, dans l'expression et la réparation du matériel génétique, dans le fonctionnement de la machinerie cellulaire, dans l'efficacité de ses enzymes, dans la morphologie même des membranes et des éléments composants. Bref, les cellules vieillies s'usent lentement et s'éteignent.

Ce sont les travaux de Z. Medvedev, du Conseil de la recherche médicale de Londres, qui proposèrent la première explication en ce qui concerne le mécanisme responsable des altérations du vivant. Selon sa théorie, l'organisme commet inévitablement des erreurs au cours des années de fonctionnement. Normalement, ses erreurs chimiques sont sans cesse corrigées par des enzymes spécialisées qui maintiennent un niveau de fonctionnement efficace. Or, à la suite d'excès (tabac, alcool, bains de soleil intempestifs, alimentation déséquilibrée, vie sédentaire...), les enzymes perdent leur efficacité et laissent les erreurs s'accumuler dans la cellule, ces erreurs aboutissent à la production d'enzymes et d'hormones défectueuses, voire suicidaires qui marquent le début du déclin de la cellule. Si cela se passe au sein d'une seule cellule, le problème sera facile à résoudre, la cellule sera simplement éliminée et remplacée par une nouvelle. Mais quand les erreurs gagnent un système entier tel le système nerveux, circulatoire ou immunitaire, des maladies irréversibles (cardiaques, artérielles, auto-immunes, nerveuses...) menacent inévitablement la vie. Il est possible de remédier partiellement à cette situation en adoptant un mode de vie sain, et en absorbant les vitamines et les oligo-éléments nécessaires au travail des enzymes pour augmenter leur capacité de réparation, surtout au niveau de l'ADN du noyau. Heureusement, les cellules humaines possèdent la capacité extraordinaire de réparer leurs propres dégâts. Cette faculté est proportionnelle à la longueur de vie de l'espèce ; à titre de comparaison, une vie humaine est à peu près deux fois plus longue que celle d'un chimpanzé, et la capacité à corriger les dommages de son ADN est deux fois supérieure. On pourrait comparer ces processus à ce qui se passe pour une voiture. En vertu de ce que les ingénieurs appellent « une durée moyenne de fonctionnement », la voiture fonctionne pendant un certain nombre d'années sans problème. Le jour où des ennuis mécaniques surviennent, elle reste encore valable grâce à des réparations correctes, tant que les pièces de rechange existent. La machine ne peut cependant pas durer indéfiniment, et faute de réparation adéquate ou de pièces de rechange, elle finira son existence à la casse.

Vu sous cet angle, il semble que le mécanisme du vieillissement soit déjà programmé au niveau de nos gènes et que notre mode de vie intervienne pour accélérer plus ou moins rapidement le mécanisme de cette horloge de la vie. L'exemple le mieux connu actuellement est celui du vieillissement de la peau, précipité par un hâlage exagéré. Il faut avant tout savoir que ce n'est pas la jeunesse, mais bien la vieillesse qui n'a pas d'âge ; psychologiquement et physiquement, le vieillissement peut se produire à n'importe quel âge de la vie. Ce n'est donc pas la vieillesse qu'il faut combattre, mais bien tous les facteurs qui font vieillir avant l'âge !

En dépit de l'universalité du vieillissement et de la mort chez les êtres vivants, il existe deux catégories de cellules exceptionnelles qui échappent à cette fin fatale, ce sont les cellules cancéreuses et les cellules sexuelles (spermatozoïdes et ovules), car ce qui compte au fond pour la vie est avant tout la survivance de l'espèce et non celle de l'individu. Il apparaît que les cellules sexuelles se servent d'une façon machiavélique de la mort de toutes les autres cellules pour assurer leur propre survie, c'est pourquoi comprendre leur secret aidera sans doute à prolonger la longévité. La biologie moléculaire a même commencé à entrevoir une partie de leur mystère. Il semble que ce serait surtout dans le domaine de la transmission des informations que résiderait leur incroyable faculté à échapper au vieillissement. Elles peuvent en effet recombiner leurs gènes, remonter leur horloge fatidique, rebattre les cartes, et redistribuer les informations pour inhiber, accélérer, ralentir ou bloquer, et par cette incroyable stratégie, déjouer sans cesse le piège que leur tend la course du temps. C'est ainsi que paradoxalement leur porteur est destiné à mourir afin de contribuer à l'immortalité de l'espèce. Cette conception de la vie et de la mort oriente les travaux sur les façons complexes dont les cellules communiquent et font ou non passer un message. C'est peut-être dans leur manière de converser, d'échanger des informations tant en circuit fermé qu'avec le milieu extérieur que se trouve la réponse aux questions qui nous intriguent et nous passionnent. Pouvoir décoder leurs messages et leur silence permettra un jour d'améliorer la capacité de réparation de nos enzymes et de diminuer les erreurs au cours de chaque transmission de programme à exécuter.

C'est désormais dans la force juvénile de nos cellules sexuelles que les chercheurs pensent trouver un jour l'élixir de jouvence, dans la mesure où ce sont les seules à pouvoir freiner la marche inexorable de leur horloge biologique, à geler une partie de leurs gènes, voire à couper temporairement toute communication dans le but de suspendre le vol du temps.

Selon la tradition on a toujours conseillé aux personnes âgées de boire une flûte à chaque repas pour se fortifier, parce que le champagne procure un apport énergétique appréciable (voir Annexe p. 224). Chez les sujets âgés, on a fréquemment observé des états inexplicables de dénutrition et de malnutrition alors que leur régime alimentaire demeurait apparemment satisfaisant. En fait, ces états déficients proviennent non seulement de leur mauvaise dentition (les prothèses dentaires, même bien adaptées, ne remplissent que 30 % d'une mastication normale) mais aussi de la baisse de la sécrétion de salive, dont la teneur en enzymes diminue anormalement, et de la réduction d'au moins un quart de la sécrétion gastrique. C'est surtout au niveau de l'intestin que la sénescence va entraîner le plus de modifications. La paroi de l'intestin s'amincit, le tapis de villosités qui couvre l'intérieur du tube digestif s'atrophie également, tandis que sa chevelure de rameaux de sucres se raréfie nettement. Comme un malheur n'arrive jamais seul, la sécrétion des glandes intestinales et pancréatiques s'altère. Tous ces bouleversements ne tardent pas entraîner une pullulation désordonnée de la flore intestinale, qui se trouve désorganisée par l'absence d'orchestration des hormones et des enzymes digestives, normalement chargées d'harmoniser leur activité. Le sujet âgé présente fréquemment une digestion délicate et tolère mal les moindres écarts de régime alimentaire. Il assimile mal les protéines et les graisses, et tend à manger plus de sucre. Les modifications anatomiques et fonctionnelles de son tube digestif sont souvent source de troubles du transit (constipation, diarrhée, ballonnements...). L'absorption, déjà déficiente, des aliments se fait encore plus difficilement et ne manque pas d'affaiblir les autres systèmes vitaux, tels en particulier les muscles, le tissu osseux, le réseau sanguin. Un véritable cercle vicieux s'installe donc.

Nombreux sont cependant les grands vieillards qui gardent un appétit de jeunes loups, tout en exigeant une certaine qualité pour leur alimentation, et plus spécialement des substances capables de leur procurer un peu d'énergie, dans le but de renforcer leur machinerie cellulaire, plus particulièrement en cas de coups de froid, ou lors des périodes de stress, de convalescence, de perte d'appétit... S'ils tolèrent souvent moins bien l'excès de graisse et de sucre, ils réclament en revanche plus de vitamines, plus de substances minérales et biologiques de bonne qualité, activées par leur charge ionique.

C'est dans de telles situations que le champagne est fréquemment conseillé par la médecine populaire. Fidèle à sa mission, il est toujours prêt à venir prêter main forte, et l'expérience montre qu'il s'est souvent révélé utile, non pas en tant qu'élixir mythique, mais simplement en tant qu'aliment sain, biologique et diététique. Sans excès, ce vin tonique semble donner un coup de fouet pour que redémarre la machinerie de l'organisme usé. On est dès lors surpris de constater que l'organisme affaibli recouvre peu à peu sa force, son appétit, son dynamisme et, souvent même, le goût à la vie. C'est pourquoi il est d'usage d'offrir un peu de ce vin fortifiant à une personne affaiblie, tout en poursuivant le traitement médical prescrit.

A ce propos, il est bon de savoir que certaines maladies et même certains médicaments, les diurétiques par exemple, provoquent des troubles intestinaux. L'alitement et les douleurs articulaires quant à elles causent le dégoût alimentaire. La fièvre, les diurétiques, ou le mauvais fonctionnement des centres régulateurs de la soif sont responsables de la déshydratation. Tout cela s'enchaîne et finit par affaiblir le système de défense, le système nerveux et surtout la faculté d'éliminer les déchets. Ces derniers s'accumulent petit à petit et quand l'organisme se montre incapable de les neutraliser, le processus de vieillissement s'accélère.

L'analyse des matières fécales des sujets âgés révèle souvent que la digestion des protéines est défectueuse, que la consommation des glucides et des graisses est déséquilibrée, ainsi que celles des vitamines et des sels minéraux.

Il est donc logique que le champagne soit tant apprécié pour son efficacité, étant donné sa teneur en calcium, phosphore, magnésium, fer, potassium, zinc, cuivre, manganèse, sucres, et autres vitamines, en proportions adaptées au besoin d'un organisme fort fragile.

Le temps où le romantique Stendhal se lamentait sur la décrépitude n'est malheureusement pas révolu : « *La vieillesse n'est autre chose que la privation de folie, l'absence d'illusion et de passion.* » En revanche, Eugène Sue, qui adorait le champagne, aimait consoler ainsi celui qui pleurait sur son destin : « *Tu es vieux... sois énergique, on oubliera ton âge.* » André Maurois, quant à lui, allait plus loin encore : « *La vieillesse n'est pas apaisée... Voyez Chateaubriand lui-même, et Anatole France, et Goethe... Le diable est vieux.* » Que de verdeur en effet sous la magie de ce vin !

On est loin d'avoir percé tous les secrets des vertus du champagne sur l'état général des sujets âgés. Des travaux récents montrent que même les molécules d'eau présentes dans le champagne acquièrent une charge ionique qui lui confèrent des propriétés biologiques exceptionnelles. C'est ce que les biochimistes appellent la liaison hydrogène, liaison dont le rôle fondamental était resté insoupçonné (voir Annexe p. 227).

« Il est vrai qu'on ne peut trouver la pierre philosophale, mais il est bon qu'on la cherche : en la cherchant, on trouve de fort beaux secrets qu'on ne cherchait pas. » C'est Fontenelle qui eut l'audace de cette quête de l'idéal. A quatre-vingt-quinze ans, il confia que son secret de longévité et de santé consistait à boire un peu de champagne chaque jour. Il mourut en effet centenaire, après nous avoir laissé cette belle histoire : *« Si les roses, qui ne durent qu'un jour, faisaient des histoires, et se laissaient des mémoires les unes aux autres, les premières auraient fait le portrait de leur jardinier..., les autres, qui l'auraient encore laissé à celles qui devaient suivre, n'y auraient rien changé. Sur cela, elles diraient : "Nous avons toujours vu le même jardinier ; de mémoire de rose on n'a vu que lui... ; assurément, il ne meurt point comme nous ; il ne change seulement pas." »*

Apparemment le processus de la sénescence semble immuable, et pourtant il évolue peu à peu, grâce aux progrès de nos connaissances sur la vie secrète de la cellule. La grande passion que l'Homme éprouve pour la vie a nourri, partout et de tout temps, cette indomptable énergie visant à conserver sa jeunesse.

Le champagne est-il un élixir de jeunesse ? Oui, si l'on en croit Regnard qui, dans *Les Folies amoureuses* fait dire à Agathe, à qui deux bouteilles de champagne ne font pas peur :

« Oui vraiment, du champagne encor, sans qu'il en reste.
On peut voir dans ma bouche encor toutes mes dents,
J'ai pourtant, voyez-vous ! quatre-vingt-dix-huit ans. »

CONCLUSION

LE TEMPS DE LA RUPTURE ET DE LA RÉCONCILIATION

En si peu de temps, le chemin parcouru par les progrès de la science moderne est inimaginable. L'ampleur est telle qu'il devient difficile d'en saisir toutes les implications. L'ultraspécialisation des techniques a accentué la tentation de généralisation qui consisterait à croire que les nouvelles connaissances sont applicables dans tous les domaines humains. Evidemment, dans une telle conception, la soif de comprendre toutes les dimensions de la vie n'aurait aucune chance d'y trouver son compte.

De surcroît, cette explosion du savoir a rapidement débouché sur des applications pratiques, et sur des technologies nouvelles. En rendant accessible ce qui était autrefois incompréhensible, la science a contribué à modifier nos concepts et à transformer la vision que nous avons du monde et de nous-même, ce qui risque à tout moment de nous déraciner.

Au milieu de ces mutations incessantes, nos outils traditionnels, simples et fidèles n'ont pas pu être adaptés et sont devenus obsolètes. Les nouveaux instruments d'exploration et d'intervention, performants et rentables, ne se bornent pas à perfectionner ou à prolonger ceux dont l'homme disposait naguère, ils se situent déjà dans une autre perception de l'univers, prodigieusement élargie et complexifiée qui paraît inquiétante à l'honnête homme.

Si logique et si cohérente que soit la trajectoire de cette poussée scientifique, elle marque moins une évolution harmonieuse qu'une déchirure dans la conception de notre propre nature. Toute tentative pour maîtriser les conséquences de cette rupture appelle nécessairement d'autres ruptures en de multiples domaines que ce soit dans le regard porté sur l'homme, dans la hiérarchie des valeurs qui fondent une éthique, ou dans la définition des rapports. C'est pourquoi, des résistances culturelles se forment contre la pénétration d'une logique froide pouvant mettre en péril, au nom du progrès, l'équilibre ancestral des vieilles sociétés. D'autant que ces technologies ne se pensent pas comme valeurs, ni même comme outils, mais qu'elles fonctionnent, ce qui leur donne la force de s'imposer. Dans leur irrésistible expansion, elles secouent, menacent et souvent détruisent des valeurs et des vertus que rien ne vient remplacer. Le culte de la technique ne peut tenir lieu de foi.

Ainsi, la science, qui poursuit indiscutablement sa progression constante, devient en même temps la source de grands troubles culturels, qui apparaissent d'autant plus importants que l'usage de ces technologies est souvent aveugle. Rendre la science accessible à tous est une tâche urgente si l'on veut éviter que l'irrationnel ne s'intensifie au fur et à mesure qu'avance le progrès.

Pour y parvenir, il convient d'élargir la divulgation des savoirs scientifiques, d'inciter la stimulation à la réflexion, de privilégier une approche plus rigoureuse des civilisations, dans le but de répondre aux exigences culturelles de notre temps. Jusqu'à présent, ces tentatives ont été insuffisantes. Au contraire, on a même constaté un effet pervers de nivellement. Paradoxalement, à l'heure des sociétés multiculturelles, on semble vouloir s'installer dans une sclérosante monoculture de l'esprit.

La culture est pourtant devenue un droit admis, reconnu et protégé ! Pour que les mutations en cours soient salutaires, ne faut-il pas d'abord s'interroger sur leur sens et sur les choix à faire entre ce qui peut être utile et ce qui est nocif et stérile ? Aujourd'hui, comprendre le monde et notre propre nature, est devenu une exigence indispensable à la survie et à l'épanouissement d'une pensée libre. C'est pourquoi il est essentiel de briser les cloisons qui maintiennent les esprits dans un univers archaïque, au nom de la toute puissante technique.

Actuellement, l'humanité traverse non seulement une crise économique, avec ses chocs, ses méfaits, ses injustices, mais aussi une crise de civilisation, et surtout de pensée. *« L'homme que rien ne soulève au-dessus de lui-même est serf par nature* », a écrit Lamennais au siècle dernier. L'homme se doit d'adopter une vision globale du monde dans lequel il vit, faute de quoi il risque d'être réduit à l'égarement, fétu de paille emporté par les tourbillons des mutations qui le dépassent, par une histoire qui s'écrirait sans lui et ne lui appartiendrait plus en propre. Il devient urgent de revoir les idées reçues à la lumière des connaissances nouvelles.

Désormais, la science est capable de fournir une explication cohérente de la complexité de l'homme et de la nature. Par delà le temps, les frontières et les différences, elle sait aider, guider et encourager, mais surtout, elle démontre que le rationnel fut jadis enfanté par la beauté et le sensible.

Ces tentatives répondent en fait au désir permanent qui nous pousse à chercher à comprendre, à classer, à organiser notre propre mystère. Par nature, la médecine est historique et s'interroge sur ses racines et son éthique. Les médecins, comme leurs contemporains, appartiennent à la société qui les entoure. Ils en sont issus, ils en partagent les idéaux, les fantasmes, les résistances, les espoirs et aussi les élans. C'est à ce titre qu'ils associent dans leur comportement rationalité et affectivité, et rien ne permet de dire que ce dosage ait changé à travers les siècles, ni que les doutes sur l'efficacité de la science soient plus marqués aujourd'hui que naguère.

Comme bien d'autres remèdes traditionnels, si le champagne a toujours été autant apprécié, c'est parce qu'il a toujours su prouver son efficacité et ses limites, respecter les autres formes de traitement, et compléter à sa manière l'élément manquant à un moment donné. Modestement et souvent avec joie, le champagne contribue à l'unité du corps et de l'esprit, et réalise cette harmonie que décrit Claude Bernard dans son *Introduction à l'étude de la médecine expérimentale* : « *D'un autre côté, tous les phénomènes d'un corps vivant sont dans une harmonie réciproque telle, qu'il paraît impossible de séparer une partie de l'organisme sans amener immédiatement un trouble dans son ensemble* ».

Baudelaire, qui n'a probablement pas lu l'ouvrage du père de la physiologie moderne paru seulement deux ans avant sa mort, a pourtant, glorifié le même idéal dans *Les Fleurs du Mal* :

« Et l'harmonie est trop exquise,
Qui gouverne tout son beau corps,
Pour que l'impuissante analyse
En note les nombreux accords. »

Le champagne aussi est harmonie. C'est en connaissant mieux les bienfaits qu'il est en droit d'en attendre que l'homme sera à même d'en faire le meilleur usage diététique.

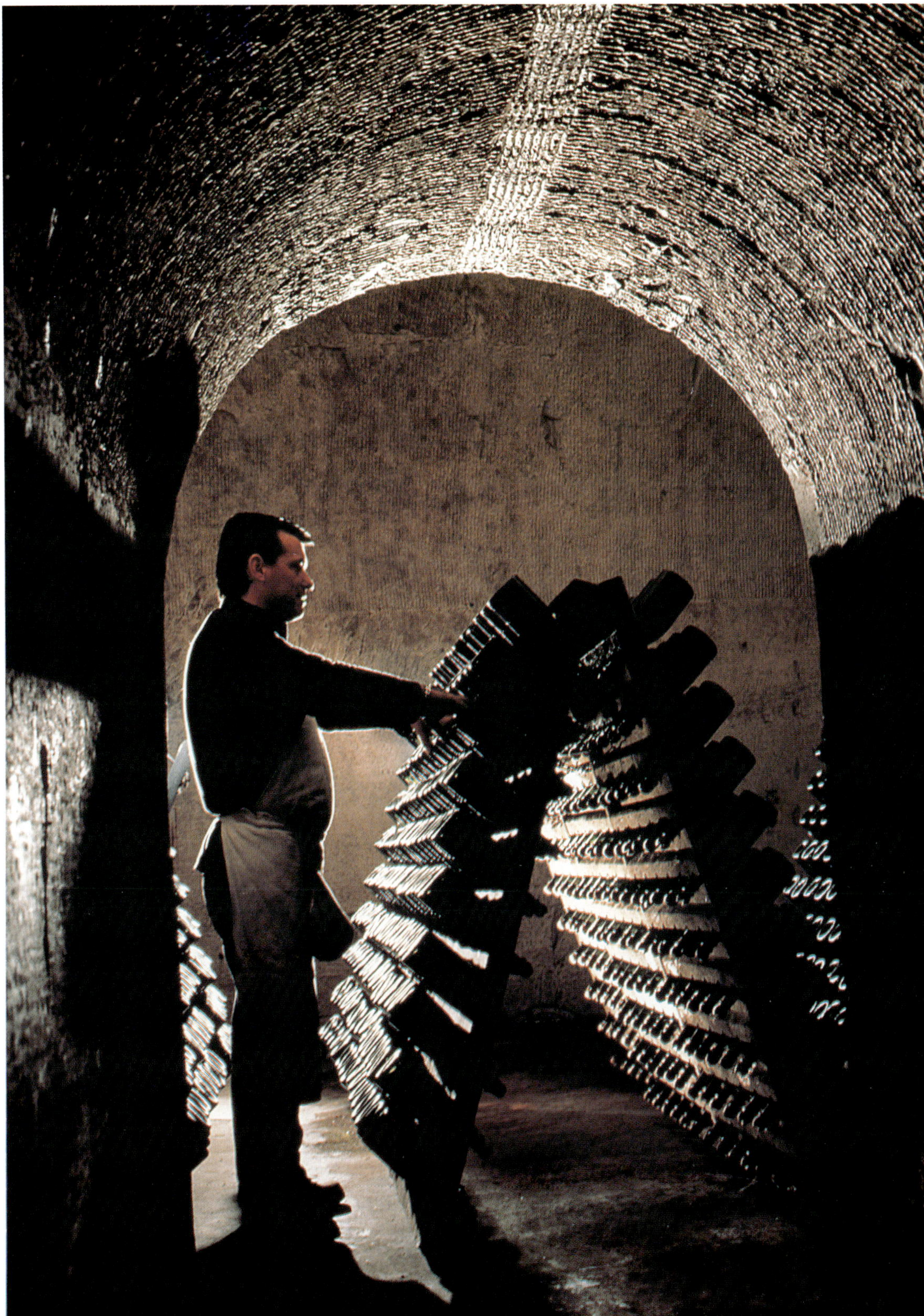

Le remuage

L'ÉLABORATION DU CHAMPAGNE

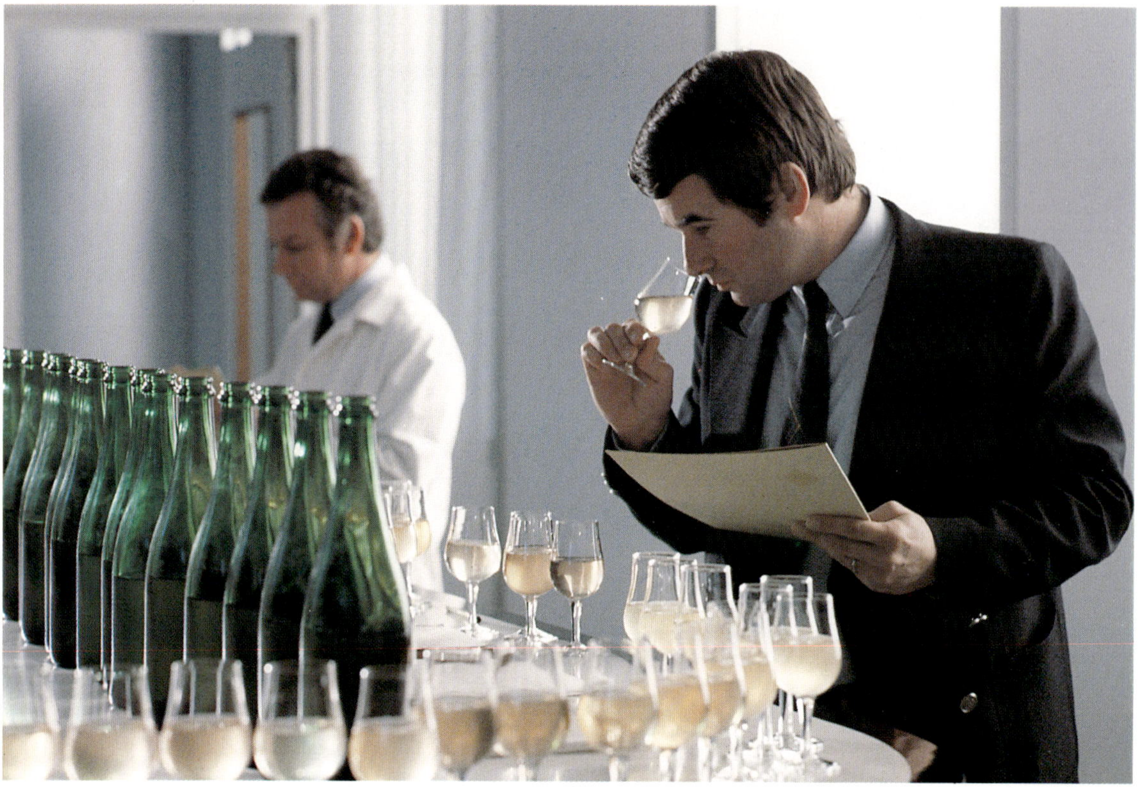

L'assemblage des vins

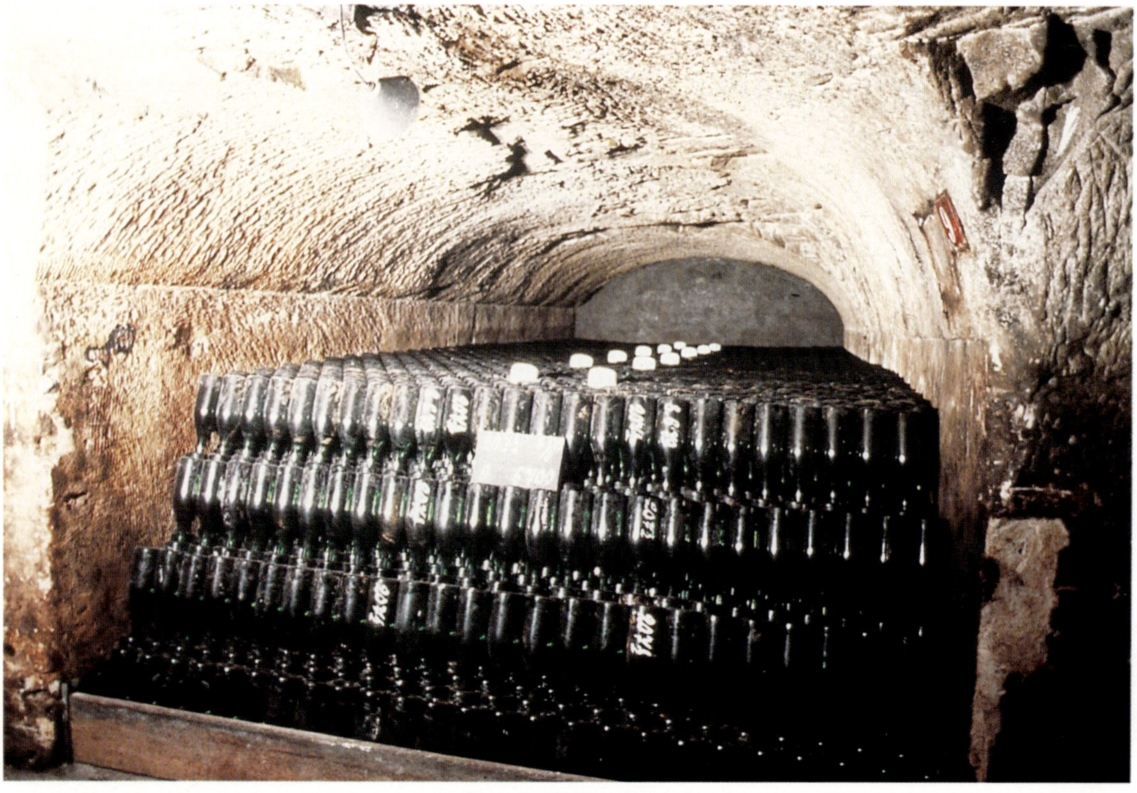

Le vieillissement

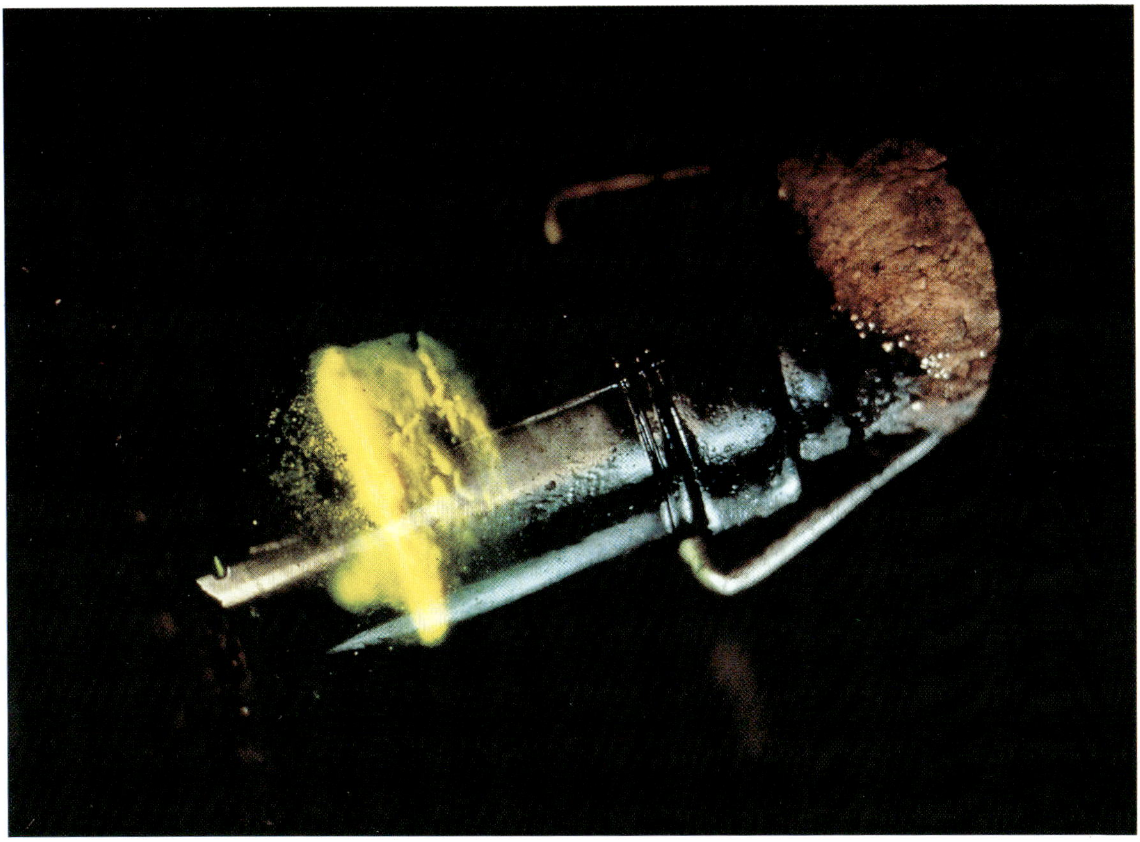

Le dépôt sur le bouchon

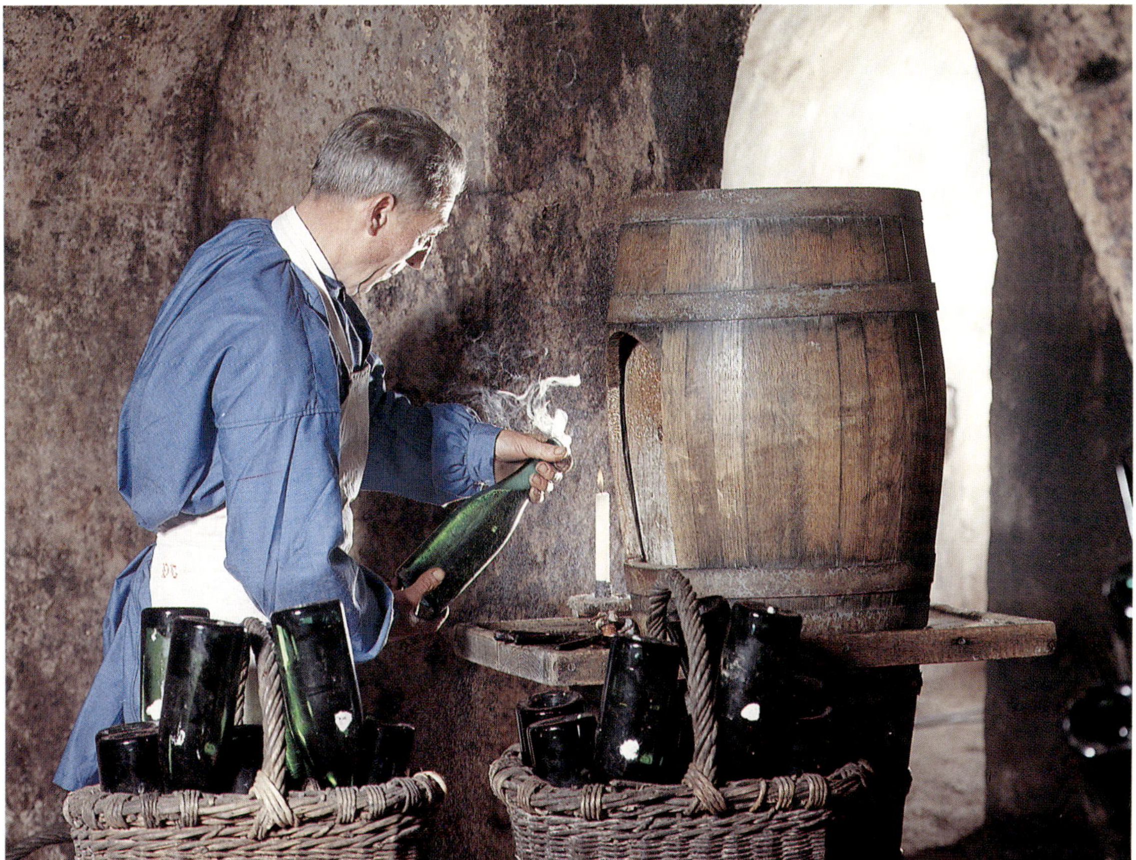

Le dégorgement à la volée

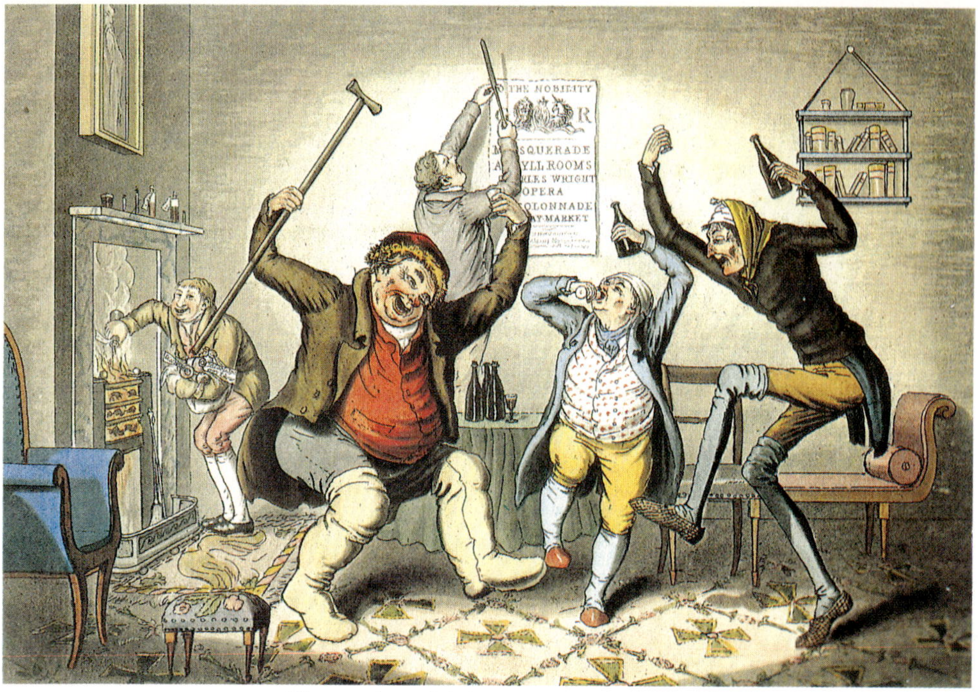

Champaign driving away real pain

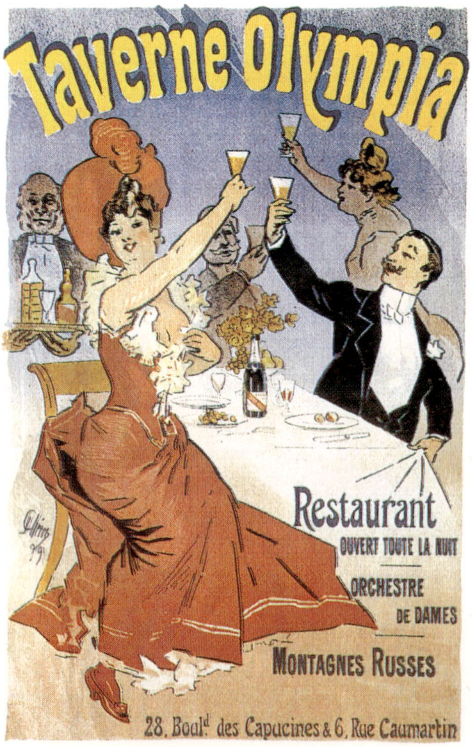

Taverne Olympia

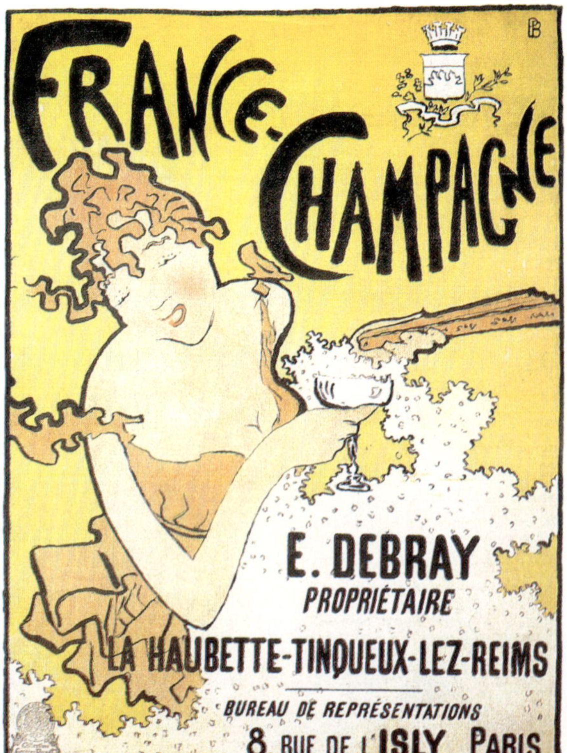

France Champagne

BIBLIOGRAPHIE

ALBERT B. et Coll. : *Molecular biology of the cell*, Garland, New York, 86.

BERNIER J.J. et Coll. : *Les Aliments dans le tube digestif*, Doin, Paris, 88.

BENOIT O. : *Physiologie du sommeil*, Masson, Paris, 84.

BINKLEY S. : *Une Enzyme épiphysaire qui mémorise le temps*, Americ. Scientif., mars 85.

BONAL François : *Le Livre d'or du champagne*, Ed. Grand Pont, Lausanne, 84.

BRUNETON J. : *Elément de phytochimie et de pharmacognosie*, Lavoisier, Paris, 87.

BUCKLEY R.H. et Coll. : *Allergie alimentaire*, Journal of American Medical Association (JAMA), vol. 8, n° 72, août 83.

CARLES J. : *La Chimie du vin*, « Que sais-je ? », n° 968, Paris, 84.

CASARETT and DOULL'S : *Toxicology* (3th Edition), Ed. Macmillan, New York, 86.

CAUTIN M. et Coll. *Le Cœur est une glande endocrine*, American Scientific (Pour la Science), avril 86.

CORLESS J.K. et Coll. : *La Physiopathologie hépatique*, JAMA, mars 84.

GALET Pierre : *Cépages et vignobles de France*, vol. I, II, III, Galet, Montpellier, 62.

DUFY-BARRE L. : *Les Hormones de l'hypothalamus*, La Recherche, n° 160, nov. 84.

DURAND G. et Coll. : *Les Enzymes*, Gauthier-Villars, Paris, 82.

DUTEURTRE Bruno : *La Science du champagne*, la Recherche, n° 183, déc. 86.

ETIÉVANT P. et Coll. : *Le Goût du vin*, La Recherche, n° 193, nov. 87.

KORN H. : *La Libération des neurotransmetteurs dans le système nerveux central*, Médecine/Science, John-Libbey, oct. 88.

LEHNINGER A. : *Biochemistry* (3th Edition), Worth Publisher, New York, 86.

LE TACON François : *Les Mycorhizes : une coopération entre plantes et champignons*, La Recherche, n° 166, mai 85.

MAURY E. : *La Médecine par le vin*, Edition Artulen, Paris, 88.

NORDMANN R. et Coll. : *Alcool et radicaux libres : données actuelles*, Médecine/Science, John-Libbey, Paris Londres, jui. 88.

NYKANEN L. et Coll. : *Flavour research et alcoholic beverage*, Alko Symposium, 1984, Helsinki Finland.

RAPOPORT J. : *La Biologie des obsessions*, Pour la Science, n° 139, mai 89.

RIVES Max : *Les Origines de la vigne*, La Recherche, n° 53, févr. 75.

SASSON A. : *Les Biotechnologies : défis et prouesses*, UNESCO, 1983.

WURTMAN R. : *Les Aliments qui modifient le fonctionnement du cerveau*, Scientific American, juin 82.

YOUVAN D. et Coll. : *La Photosynthèse*, Scientific American, août 87.

ANNEXES DOCUMENTAIRES

Dr Tran Ky
Dr. François Drouard

LE MIRACLE DES CÉPAGES

Semblable à l'être humain, chaque cépage a son nom, son histoire et ses ancêtres. Et cela invite particulièrement au respect lorsqu'il s'agit de cépages prestigieux, capables de donner le vin de champagne ! Au même titre que l'accent du terroir, l'ensoleillement de l'année et l'art du vigneron, les trois cépages de base (chardonnay, pinot noir et pinot meunier) contribuent à déterminer la personnalité du champagne, sa couleur, ses arômes et sa texture. Indépendamment de l'élevage talentueux du cellier, n'oublions pas que c'est avant tout la qualité des cépages qui conditionne la finesse, le bouquet, la saveur et la longévité du vin.

La jungle des vignes est fascinante quand on y pénètre. Comme les céréales, ces plantes avaient, en effet, colonisé tous les recoins habitables de notre planète, y compris les terres les plus pauvres et sous les climats les plus ingrats.

Il faut au moins trois ans avant qu'une vigne ne commence à produire, dix ans encore pour qu'elle atteigne ses pleines capacités qu'elle conserve, en moyenne, pendant quarante à cinquante ans. Sa culture exige des soins minutieux, car deux pieds d'un même cépage, séparés par un sentier, peuvent donner deux raisins différents, donc deux vins parfaitement dissemblables. De la taille, en hiver, au choix du moment de la vendange, à l'automne, chaque opération du viticulteur influera sur la qualité et la quantité du vin. Connaître le cépage, c'est pour ainsi dire pénétrer l'âme du vin.

Commençons par le premier de ces trois seigneurs, le chardonnay, qui représente sans aucun doute le cépage le plus courtisé du monde. Il réunit en effet les qualités précieuses que recherchent les viticulteurs, les vignerons et les gourmets.

Son appellation, même, diffère selon les lieux où il est exploité. Chardenai, arnaison, morillon, roussot, petite Sainte-Marie... constituent les noms les plus fréquents sous lesquels il est désigné, mais en Champagne, ce sont ceux de « pinot blanc chardonnay » et d'« épinette » qui sont les plus populaires. Bien que ce cépage soit né en Bourgogne, il s'accommode en fait de tout une gamme de conditions écologiques. Si bien qu'il est devenu aujourd'hui le cépage le plus célèbre dans les pays producteurs de vin. Modeste et peu exigeant, il ne réclame qu'un sol calcaire et peu fertile et les terres trop riches ou trop humides le dérangent au contraire. Tous les vignerons le travaillent, que ce soit pour obtenir du champagne ou pour élaborer d'autres vins de renom.

Par sa vigueur naturelle, le chardonnay est généreux et indulgent quand on sait le traiter avec égards. Dans une région où la belle saison est assez courte et où le froid en hiver est intense, et c'est bien le cas de la Champagne dont le climat est semi-continental, le principal souci des viticulteurs consiste souvent à lutter contre les gelées printanières. Ils doivent également drainer le sol, afin d'éviter la pourriture causée par les pluies d'automne. Heureusement, le chardonnay, reconnaissant, sait les récompenser par un mûrissement relativement précoce.

Pour combattre le froid, la technique culturale, issue de l'expérience et de la tradition, consiste à augmenter la densité des plantations : près de huit mille pieds à l'hectare. D'autre part, l'importance de la taille, appelée « taille à long bois » permet de concentrer la richesse de la sève vers les grappes tout en évitant la pousse d'un feuillage trop touffu. Un vignoble bien cultivé fournit des raisins riches en sucres, dont la fermentation donne un vin de bonne qualité. Les meilleurs rendements atteignent même cinquante hectolitres à l'hectare.

Le chardonnay accepte volontiers des porte-greffes variés, pourvu que ces derniers soient robustes. En revanche, il devient vulnérable quand l'automne est trop pluvieux. Le rot blanc et la pourriture grise, provoqués par la prolifération des virus et des moisissures, le guettent alors. Quand ce cépage est vendangé trop tard, il arrive que l'acidité du jus décroisse brusquement, ce qui risque d'entraîner une certaine « mollesse ». Ce processus peut également se manifester lorsque la saison est chaude. Hormis ces différents écueils, ce noble cépage engendre en général une gamme de vins variés et de qualité remarquable, doués d'une grande aptitude à l'élevage et au vieillissement. Il est l'un des rares vins à posséder cette malléabilité étonnante prête à recevoir l'empreinte du terroir, de la saison, du vigneron et du temps.

Les arômes du chardonnay restent discrets et nuancés, entre le parfum de la pomme et celui du melon. Parfois, une teneur anormalement élevée en alcool se trahit par sa note un peu « noisetée », ce qui est rare quand le champagne est de bonne qualité. Quiconque, dont le palais a été envoûté par un bon champagne, en garde le souvenir d'une joie ineffable. Le chardonnay exige une longue et coûteuse patience avant de dévoiler la finesse de sa subtilité.

L'amphélographie est la science qui étudie le secret des cépages. Dans son grand traité en trois volumes intitulé *Cépages et vignobles de France*, le grand botaniste amphélographe, Pierre Galet, considère que le chardonnay représente un plant particulièrement ancien de notre patrimoine végétal. Il semble que ce cépage descende à l'origine du muscat blanc. C'est pourquoi certains de ses arômes évoquent parfois le parfum de son ancêtre. Et pourtant, ce grand seigneur de la vigne eut pour berceau l'humble village de Chardonnay, dans le Mâconnais. Il n'a vraiment colonisé la Champagne qu'à partir du XIXe siècle. Comme tout titre prestigieux de noblesse, son appartenance est revendiquée. Le Liban et la Syrie, par exemple, qui cultivent depuis longtemps des cépages semblables (meroueh, obaideh...), lesquels seraient peut-être les cépages ancestraux introduits en Europe par les Croisés et les moines.

Ce sont les vignobles champenois et chablisiens qui se partagent les trois quarts des quinze mille hectares de ce cépage qui sont plantés en France. Le mérite des vignerons champenois, tout comme celui des talentueux vignerons bordelais, est d'avoir su élever la technique de l'assemblage des différents raisins au niveau de l'art, réalisant ainsi une palette raffinée et inimitable. Sans le chardonnay, le pinot meunier et le pinot noir donnent plutôt un vin épais au goût onctueux, il leur manque la légèreté délicate du chardonnay. C'est pourquoi, les véritables champagnes savent marier le fruité du pinot meunier à la richesse du pinot noir, équilibrés par la grâce du chardonnay. En Champagne, les vignobles des nombreuses communes classées apportent chacun leur timbre et leur couleur pour composer cette symphonie. Il n'y a rien de commun entre le charme frivole des raisins d'Avize et l'attirance des arômes de Cramant, entre l'accent acidulé de la côte des blancs et la vivacité de Mesnil-sur-Oger. Ce sont bien ces contrastes qui harmonisent la texture aristocratique d'un champagne de race.

Les vignerons les plus soucieux de la qualité poursuivent obstinément leur recherche, jusqu'à obtenir une œuvre universellement appréciée. D'autres, moins scrupuleux, arrosent abondamment les moûts de piquette et se dépêchent d'habiller leur « champagne » de bulles et d'alcool dans l'espoir de profiter de l'indéniable réputation de ce vin exceptionnel. Il y a donc champagnes et « champagnes ». C'est là où réside le travail ingrat et indispensable des organismes de contrôle.

Le pinot meunier

Bien que très cultivé en Champagne, plus de dix mille hectares, le pinot meunier ne joue pourtant que le rôle d'un brillant second. Il sait rester discret, et surgit soudain de l'ombre pour entonner à un chant à la fois nuancé et vibrant. C'est lui en fait qui exprime la vitalité et la jeunesse du champagne. Ses feuilles aux échancrures profondes trahissent bien souvent son apparence tranquille. La qualité de ce jus est sa patience, il sait attendre pour pouvoir un jour s'exprimer avec éclats. C'est pourquoi a-t-on tendance à le considérer comme un cépage timide vivant à l'ombre du chardonnay, un parent pauvre en quelque sorte, dont la complémentarité est pourtant indispensable. Il n'en mène pas moins une existence indépendante, tout en se montrant coopérant pour son fruité juvénile, capable de renforcer ou d'égayer, selon les circonstances, la composition du champagne. Il faut cependant prendre garde à ne pas l'utiliser avec exagération, sous peine de faire verdir le vin.

Sur le plan biologique, ce cépage est doté d'une extraordinaire résistance aux gelées. Ce qui explique qu'il soit exploité jusqu'en Allemagne, où il est connu sous le nom de « riesling noir » ou « müllerrebe » signifiant « vigne meunière ». Son implantation en Champagne est donc logique étant donné les conditions climatiques et la nature calcaire du sol.

Mais, pourquoi l'appelle-t-on « pinot meunier » en France comme en Outre-Rhin ? C'est tout simplement parce que les feuilles duvetées de ce pinot semblent avoir été saupoudrées de farine. Ses grappes étant très compactes, il s'avère particulièrement vulnérable pendant les saisons trop humides. L'eau retenue entre les raisins serrés favorise le développement des champignons parasites (l'oïdium).

La particularité botanique de ce cépage est la période tardive de sa floraison. Cela ne l'empêche pas d'atteindre la maturité avant la vendange, grâce à la rapidité avec laquelle il accumule des réserves pendant les mois ensoleillés. Les pluies, même abondantes, n'altèrent guère les pollens de ce cépage dont la fructification et le rendement restent constants. Ce qui est loin d'être le cas du pinot noir, souvent victime de coulure.

Actuellement, le pinot meunier fait l'objet d'une étude intensive, menée partout dans le monde et plus particulièrement en Californie, où l'Institut d'Oenologie, le plus célèbre parmi ceux des pays producteurs, caresse le rêve de pouvoir un jour élaborer un grand cru de champagne au bord du Pacifique.

Le pinot noir

La tradition dit que le pinot noir est un cépage qui reconnaît son maître. Car, il ne se révèle qu'aux vignerons avisés et persévérants, aux connaisseurs qui savent le découvrir. Pour le cultiver, comme pour l'élever, rien ne doit être laissé au hasard. Ce cépage ne pardonne pas aux novices, et encore moins aux amateurs.

En Champagne, il est appelé tantôt morillon ou auvernat, tantôt plant doré ou vert doré, mais son vrai nom reste bien sûr pinot noir.

La susceptibilité de ce cépage est légendaire, surtout en terrain mal travaillé, mal drainé et peu calcaire. Dans de telles conditions, toutes sortes de maladies le déciment : mildiou, oïdium, rot de la grappe, pourriture grise... Le pinot noir nécessite des porte-greffes vigoureux, capables de résister aux parasites et aux moisissures. D'autre part, il exige que le viticulteur le taille avec générosité, ce qui permet d'éviter le phénomène d'enroulement, cause de la fixation des virus.

Contrairement au chardonnay qui voyage et s'adapte partout, le pinot noir reste casanier. Sa transplantation dans un milieu nouveau implique une telle somme de travail et de patience que bien des tentatives ont été découragées. Sa localisation actuelle dans certains pays d'Europe (Allemagne, Italie, Suisse...) est le fruit de siècles d'efforts de la part de générations de vignerons obstinés.

La métamorphose des arômes du pinot noir est extrêmement étrange. Tantôt le jeune cru, légèrement doux, dégage un parfum de fraise ou de framboise, tantôt, il demeure terne et inodore. Après le vieillissement, tout explose comme par enchantement. Un bouquet d'arômes d'une incroyable complexité allie le parfum de la violette à celui de la truffe. Cette richesse féerique provient de la fluidité dynamique de son patrimoine génétique. C'est le caractère fondamental de la famille des pinots, qu'ils soient blancs, gris ou noirs. A vrai dire, la généalogie de ces cépages reste encore un véritable casse-tête pour bien des généticiens amphélographes. La vie végétale de ces vignes mystérieuses est, en effet, particulièrement courte, à peine vingt-deux ans contre quarante ans en moyenne. Et pourtant, leurs familles comptent de très nombreuses variétés, plus de mille deux cent recencées, créées par bouturage (ou clonage). Il semble que tous ces cépages descendent d'un même ancêtre commun connu depuis le haut Moyen-Age sous le nom de « pinot vermeil ». Les historiens ont pu retrouver ce titre de noblesse, mentionné dans un registre d'hospice en Bourgogne, et datant du XIVe siècle. Ce qui prouve qu'à l'époque, le vin tiré de ce cépage était déjà utilisé comme un remède. En réalité, l'ancienneté du pinot remonte bien au-delà. Les paysans gaulois, en Bourgogne comme en Champagne, avaient probablement obtenu cette souche à partir des croisements entre les variétés importées et les vignes autochtones. Ce qui avait d'ailleurs fort surpris les Romains quand ils arrivèrent dans la région. Depuis, le pinot vermeil, élevé au rang de seigneur au royaume des vignes, est resté inchangé. Mais ses descendants sont extrêmement nombreux : pinau, salvagnin, pignol, rouci, noirien, klevner, cortaillod, blauburgunder... Sans parler des bâtards, usurpateurs et parvenus qui prétendent tous descendre de ce même ancêtre.

Cette grande prolifération des variétés s'explique par les qualités intrinsèques de ce cépage, comme par la nécessité de trouver des mutants plus résistants et plus adaptés aux exigences locales. Il en résulte ainsi une grande variété de crus due à la diversité des pinots comme au dévouement personnel de chaque vigneron.

Tous les pinots noirs ne donnent pas forcément des raisins à peau épaisse, riches en tanin ou en anthocyanes. Une gamme de champagnes différents illustre justement cette diversité d'origine ? Le Bollinger, par exemple, est un champagne provenant d'un pinot noir, non greffé, de très vieille souche, ayant même survécu au phylloxéra au siècle dernier ! Son bouquet évoque étrangement un bourgogne onctueux. Ce qui nous permet d'imaginer le goût du champagne que l'on buvait jadis. L'évolution œnologique est prodigieuse depuis un siècle. Jamais, on n'a atteint un tel degré de finesse et de sélection.

En général, le pinot préfère un climat frais et sec. Plus la vendange est tardive, plus riche sera son jus et plus complexe sera sa maturation. Quand la saison est trop humide, le vigneron choisit souvent de le vendanger un peu plus tôt, par crainte des menaces de moisissure. A l'inverse, ce cépage souffre terriblement des gelées printanières. Toutes ces difficultés mettent le pinot hors de portée des viticulteurs inexpérimentés.

Curieusement, tout l'art de la champagnisation consiste à élaborer un vin blanc avec le jus rouge du pinot noir ! C'est cette prouesse qui procure à la cuvée sa personnalité et sa longévité. Si l'on savait combien il est difficile d'empêcher le moût d'être coloré par les pigments rouges de sa peau, on concevrait plus aisément pourquoi chaque vigneron détient, en la matière, son secret élevé au rang de l'art. Cette composition quasi magique et religieuse, transmise au cours des générations, est jalousement gardée au sein de chaque cave champenoise et profondément ancrée dans le cœur de ces hommes qui ont su interroger et entendre la vigne.

Du cep à la coupe, les obstacles sont multiples et les efforts inlassables. Pour lutter contre les gelées, on recourt à des moyens fort divers tels que chaufferette à fuel surmontée d'une cheminée ou appareil pulsant de l'air chaud ou de l'eau. La floraison au mois de mai est toujours menacée lorsque survient brusquement le froid. C'est ainsi que la terrible gelée de 1985 avait non seulement réduit presque à néant la récolte, mais elle avait aussi ravagé 25 % des vignes. Les dégâts occasionnés par ces intempéries demandent plusieurs années d'investissement pour que les vignobles saccagés soient reconstitués.

Ces trois cépages, dits nobles, appartiennent comme on le sait, exclusivement à l'espèce vitis viniféra. Leur notoriété, qui n'est plus à faire, tient surtout à la qualité organoleptique de leurs raisins qui conviennent mieux que ceux de toutes les autres variétés de vigne. Ce choix n'est pas dû au hasard, mais bien à l'héritage technique et culturel accumulé au cours des siècles.

Malheureusement, ces cépages se distinguent aussi par leur sensibilité aux aléas climatiques et aux maladies. On a su s'en accommoder en innovant des parades adaptées. La plus spectaculaire, en fait une première en matière de « lutte biologique naturelle », a été l'emploi de porte-greffes résistants au phylloxéra. Cette solution élégante a permis d'éviter le recours aux insecticides ! Il n'y a cependant pas de parade, aussi idéale qu'écologique, pour lutter contre les assauts multiples des virus. Il existe en effet au moins une trentaine d'espèces virales qui assaillent la vigne. Pour combattre ces maladies cryptogamiques des feuilles et des fruits, il faut faire appel aux produits chimiques. Depuis, on a découvert l'efficacité du soufre pour traiter l'oïdium, celle du cuivre contre le mildiou... Malgré ces progrès, il n'en demeure pas moins que leur emploi, même limité au stricte minimum, n'est pas sans nocivité. On s'efforce donc de pratiquer une culture aussi saine que possible.

Ce n'est pourtant pas faute d'avoir cherché à créer des variétés de cépages biologiquement résistantes contre les virus. Plusieurs générations de botanistes, généticiens et sélectionneurs s'y sont escrimés durant près d'un siècle, poursuivant inlassablement la quête de ce que l'un d'eux dénomme joliment « l'oiseau bleu ». Jusqu'à présent, en dépit de tant de recherches, on n'a pas encore découvert le cépage permettant de se passer complètement des fongicides.

N'oublions pas que, dans la nature, la vigne se reproduit aussi par graines. Les pépins ont une mission prépondérante dans la perpétuation de l'espèce, alors que ce processus de reproduction sexuée n'est pas utilisé en culture, parce qu'il est source de mutations inattendues au niveau des cépages exploités. Le semis de pépins récoltés sur un plant bien défini donne en général de nombreuses progénitures qui se ressemblent plus ou moins entre elles et rappellent plus ou moins le cépage maternel. En revanche, ils se différencient les uns des autres par toute une série de traits, au point qu'aucun n'est identique au cépage de départ.

Différente du bouturage qui ne reproduit que des individus identiques, conservant les qualités et les défauts inchangés de la vigne mère, la reproduction sexuée à partir des pépins crée, au contraire, des individus différents. On peut donc tirer parti de la diversité engendrée par ce mode de multiplication en triant, parmi les plantes issues de semis, celles qui présentent des propriétés avantageuses. On peut même réaliser des croisements à partir de cette sélection, afin d'obtenir des variétés nouvelles qui se révèlent supérieures à la souche sur un point particulier. Cependant, ce processus de sélection est extrêmement long et finit par décourager bien des généticiens.

A titre d'exemple, après plus de quinze ans d'études expérimentales en serre et sur le terrain, les chercheurs de l'Institut national de recherche agronomique (INRA) ont réussi à obtenir vingt-trois variétés nouvelles de cépages dont seize donnent des raisins de cuve pour produire du vin de table seulement. C'est dire qu'il s'agit là d'un travail coûteux et de longue haleine. La création d'un cépage de qualité supérieure relève presque du miracle. C'est par le dialogue quotidien que le génie humain scrute les moindres détails de la vigne jusqu'à pouvoir un jour pénétrer son secret ou l'orienter dans le sens souhaité.

Cette sélection créative par croisement, que pratiquent depuis la nuit des temps les viticulteurs, a abouti à des cépages possédant un nombre suffisant d'avantages pour que l'on s'accommode de leurs défauts sur d'autres plans. Les insuffisances, propres à chaque variété de vignes, sont contrebalancées, au moins qualitativement, par la culture associée de plusieurs cépages et par le mélange de leurs raisins, dont les vertus se complètent. Et cela devient particulièrement significatif lorsqu'il s'agit des vins de champagne.

Dans la mesure où la résistance et la qualité des grappes ne sont pas deux notions absolument incompatibles, il semble qu'un certain compromis pourrait être acceptable. Cette conception synthétique s'oriente actuellement vers la mise au point des souches dotées d'une résistance partielle contre les virus et les moisissures, tout en nécessitant un traitement minimal seulement. Cette solution semble raisonnable pour l'avenir. Une première tentative dans ce sens a déjà eu lieu dans de nombreux pays. Le principe consiste à copier la technique ancestrale de bouturage, mais réalisée cette fois in vitro, au laboratoire.

On a en effet constaté que des rameaux formés sur un cépage atteint par les virus peuvent devenir résistants contre leurs agresseurs, si ces rameaux ont été cultivés à une température de trente-sept degrés centigrades pendant quelques mois. C'est la vie en atmosphère chauffée (thermothérapie) qui a conféré à ces plantes virosées la résistance requise. Pour gagner du temps, on pratique le bouturage et la culture en tubes de ces rameaux, sur milieu artificiel enrichi de substances de croissance (auxines, cytokinines...). Ce procédé facilite la mise en œuvre de la technique de microbouturage in vitro. Il ne constitue pas la seule voie de recherche dans le combat contre les virus. Les biologistes réussissent même à créer des variantes à partir d'un cépage souche, par la technique de clonage cellulaire des bourgeons. Ils peuvent ensuite sélectionner, parmi les plants obtenus, ceux qui présentent des caractères avantageux comme la résistance à la toxicité des virus et des produits chimiques sous divers aspects.

L'avenir verra probablement l'arrivée de variétés nouvelles de cépages intéressantes du fait que leur culture exige peu de fongicides.

Pour le moment, seule la prévention reste efficace. Les viticulteurs avisés veillent à ce que les vignobles ne souffrent pas de carence en magnésie ou en potasse, responsable du brunissement des feuilles. Ils s'efforcent également d'éviter l'excès de calcaire, source de chlorose. D'autres précautions consistent à éviter la toxicité des herbicides, lesquels sont à manipuler avec prudence. Les feuilles en forme de cuiller et les jeunes pousses tordues sont généralement la conséquence d'une application d'herbicides à action phyto-hormonale, capables de stimuler ces croissances anarchiques.

Ces soins minutieux représentent le combat quotidien des hommes courbés sous les pampres. Un admirable dévouement que la vigne sait bien récompenser par le sang de ses grappes. Si vous saviez écouter, vous entendriez sûrement le murmure des feuilles, là-haut entre les sarments, berçant ces vers émouvants de Baudelaire emportés par le vent :

« *Je sais combien il faut, sur la colline en flamme,*
De peine, de sueur et de soleil cuisant
Pour engendrer ma vie et pour me donner l'âme ;
Mais je ne serai point ingrat ni malfaisant... »

Les Fleurs du Mal.

LE MARIAGE DE RAISON ENTRE LA VIGNE ET LE CHAMPIGNON

Depuis quand voit-on une noble vigne accorder sa main à un vulgaire champignon ? N'est-ce pas là une union étrange ? Et pourtant, cet amour contre nature a lieu depuis que la vigne est vigne. Le couple, loin d'être idyllique a formé néanmoins un ménage solide à travers les âges. Ce ne fut évidemment qu'un mariage de raison, sous la pression impitoyable des vicissitudes de la vie extra-aquatique.

Deux êtres vivants, appartenant à différentes espèces, peuvent s'associer en un seul corps pour leurs bénéfices réciproques. C'est ce que les biologistes appellent « symbiose ». Tous les êtres supérieurs mènent en fait une vie symbiotique en hébergeant dans leur organisme d'autres espèces coopérantes. Même les humains n'ont pas échappé à cette loi universelle de l'entraide ! Dans nos intestins vivent dans le silence des centaines de milliards de micro-organismes, notre précieuse flore intestinale, qui nous aident à digérer tout en profitant de notre hospitalité.

La vigne, comme presque toutes les plantes vertes supérieures, est obligée de vivre en symbiose avec des champignons invisibles. Ces derniers tissent un réseau dense de filaments qui enlacent intimement les racines de leur partenaire. Leur noce se cache sous la surface de la terre, loin de nos regards indiscrets. Pudiquement, les botanistes décrivent ces étreintes sous le terme de « mycorhize », ce qui signifie simplement « champignon-racine » (du grec mycès et rhiza, champignon et racine).

Pourquoi la vigne, végétal supérieur, continue-t-elle encore à accepter ce mariage forcé ? C'est parce qu'elle a besoin de ces diligents champignons qui l'aident à prélever les substances minérales du sol, et surtout l'indispensable phosphore. Dans cette collaboration vitale, les champignons absorbent donc les éléments nutritifs et les transfèrent ensuite à la plante-hôte. Ce sont en fait eux les véritables fournisseurs de sels minéraux que contient le jus de raisin, et on leur doit donc les vertus bénéfiques du vin qui en découlent.

Au commencement de la vie, lorsque les premiers végétaux vivaient uniquement en milieux aquatiques, ils pouvaient absorber directement les substances minérales dissoutes dans l'eau. Leur vie fut aussi indépendante que celle des algues actuelles, car il leur suffisait de prélever du milieu nourricier ce dont ils avaient besoin.

Mais la situation devint tout autre quand les végétaux colonisèrent la terre ferme, dans laquelle les sels minéraux existent essentiellement à l'état insoluble. Les premiers végétaux devenus terrestres se trouvèrent alors devant un dilemme : se laisser mourir, ou bien accepter la cohabitation obligatoire avec des champignons, ces derniers étant les seuls à savoir tisser un réseau de filaments autour des racines afin de multiplier leur surface d'absorption. Ainsi, depuis des centaines de millions d'années, à peu près toutes les plantes vertes profitent de cette union mal assortie.

Curieusement, si la plante-hôte ne peut absolument pas se passer des champignons, ces derniers, en revanche, restent tout à fait indépendants. Certains d'entre eux se comportent même comme des célibataires endurcis. Ce sont les familles des pleurotes et des morilles qui savent le mieux exploiter les débris des végétaux en décomposition.

Mais, lorsque les champignons vivent en ménage avec une plante, ils profitent aussi des sucres que synthétisent les chlorophylles de la plante. Du sucre contre du sel, pour une lune de miel sans histoire.

On dénombre au moins une centaine d'espèces de ces dévoués champignons mycorhiziens qui pullulent dans le sol. Ils sont présents sur tous les continents, unis à presque tous les végétaux, et en particulier à tous les arbres fruitiers. Les racines de chaque vigne en recèlent une quantité inimaginable. Mais ces amants parasites sont si minuscules qu'ils passent inaperçus, car ils ne se révèlent que sous le microscope. C'est pourquoi, pendant fort longtemps, le rôle primordial de ces invisibles mycorhizes n'a pas été compris. Peu de biologistes s'y intéressaient, faute de les connaître. Il y a à peine un siècle, leur présence fut décelée par le biologiste allemand Frank, mais il ne savait pas à quoi servait ces champignons. Le rôle exacte de ces organismes microscopiques fut mis en évidence en 1900 en France, par Noël Bernard, qui étudiait les orchidées.

Dans la nature, tout comme dans nos vignobles, la vie de la vigne dépend totalement de cette association mycorhizienne. Cependant, la viticulture moderne, en recourant de plus en plus aux engrais, contribue à augmenter la concentration des substances minérales solubles présentes dans le sol. Ce faisant, le viticulteur a introduit, sans le savoir, un nouveau facteur d'évolution biologique. Devant cette richesse minérale inconnue jusqu'alors, les cépages peuvent désormais se permettre de s'affranchir de leurs encombrants champignons. La vigne tend donc à s'acheminer vers une vie plus libre, et cela n'est pas sans inconvénients au niveau du rendement et de la qualité des raisins.

Au sein du sol, les filaments (ou mycélium) issus des champignons enlacent jalousement les racines de la vigne pour aller s'épanouir dans leur corps en bouquets et en vésicules gorgés de jus nourricier. Il s'agit là d'une véritable pénétration intime de deux êtres, par contact étroit de leur surface et de leurs cellules. C'est de cette façon que nos ardents champignons nourrissent leur belle vigne, arrachant de la profondeur de la terre les minéraux les moins solubles et les moins mobiles, afin d'enrichir la composition de la sève. La qualité du jus de raison est donc étroitement liée à leur présence. Sans leur inlassable effort, la composition biologique de la grappe ne serait qu'un liquide dépourvu de vertu diététique.

Le phosphore est une substance fondamentale pour les êtres vivants, végétaux et animaux. Ce sel minéral constitue la base des membranes de la cellule. Il forme aussi l'armature du matériel génétique situé dans le noyau de chaque cellule (acide désoxyribonucléique et acide ribonucléique). Le phosphore intervient également dans la production et la régulation de l'énergie de l'usine cellulaire. Etant une substance très peu soluble, sa concentration reste extrêmement faible dans les solutions du sol. Ce taux absorbable par la vigne devient encore plus faible en terrain calcaire, sol perméable et pauvre en eau. On conçoit dès lors le rôle providentiel de ces dévoués champignons qui rendent accessible à la vigne la majeure partie du phosphore présent dans le sol. Donc, plus le réseau mycélien est dense autour des racines, plus la vigne absorbera le phosphore et les autres éléments minéraux comme le zinc, le cuivre, le magnésium... La présence des oligo-éléments dans le jus provient justement de l'activité permanente de ces champignons souterrains qui font corps avec la vigne. Leur masse insignifiante est pourtant dotée d'une énergie titanesque, capable d'arracher de la terre les sels minéraux indispensable à la plante-hôte.

Ce merveilleux phénomène d'entraide, ou plutôt de cohabitation, fut démontré par l'équipe des chercheurs de l'INRA. En marquant la terre au phosphore radioactif (P32), on s'aperçoit que le duvet du champignon aide la plante à extraire le phosphore situé jusqu'à plus de vingt centimètres de son pied. Mieux encore, dans le cas où le terrain ne contiendrait pas suffisamment de phosphore soluble, des enzymes spéciales (les phosphatases acides) sont aussitôt libérées par le champignon ; cette sécrétion vise à extraire le phosphore de la roche pour le rendre soluble. Cela explique pourquoi la concentration de cet élément est trois fois plus élevée dans le champignon que dans la vigne. Plus curieux encore, ces champignons laborieux sont aussi fort prévoyants. Ils constituent sans cesse une réserve importante de substances minérales au sein de leurs cellules. En cas de déficience du sol ou de sécheresse, ce sont eux qui nourrissent la vigne avec leurs économies.

Comment se fait le transport des substances nutritives entre ces deux partenaires ? Pour harmoniser les dépenses de la vigne, il semble qu'il existe deux formes de stocks : l'un immédiatement disponible, analogue à un compte courant, pour répondre au besoin immédiat de la plante dépensière ; l'autre, le compte d'épargne, riche en phosphore complexe et difficilement mobilisable, qui ne la ravitaille qu'avec parcimonie.

Cependant la tâche du champignon ne s'arrête pas là. Il est

également chargé de fournir de l'azote et d'autres substances minérales comme on le sait.

L'engrais azoté, sous ses diverses formes minérales, est d'abord collecté par les duvets du champignon, puis transformé et converti en acide aminé (acide glutamique) par les enzymes du champignon. Ces dernières introduisent ensuite l'acide aminé dans les cellules des racines de la vigne. Le champignon prélève en retour 20 % des sucres (glucose, fructose, saccharose...) produits par les feuilles de la plante-hôte.

Au sein d'un vignoble, les champignons microscopiques des différents ceps tissent un véritable réseau souterrain. Ce système de canalisations communes permet la circulation des substances nutritives d'une zone à l'autre. Une vigne plantée dans un endroit défavorisé peut alors recevoir une aide matérielle pompée à partir d'un autre endroit. Le champignon joue ici un rôle de relation, assurant à l'ensemble des plants une vie sociale cohérente. Chaque vignoble se comporte, pour ainsi dire, comme une société vivante, unie par ce réseau souterrain de communication, support de son unité et de sa personnalité.

Comment la vigne peut-elle rester insensible devant un partenaire aussi dévoué qu'indispensable ? Reconnaissante, elle sait aussi le récompenser en lui fournissant non seulement des vitamines, mais aussi des substances aphrodisiaques qui stimulent la croissance des organes de reproduction du champignon ! On ne peut vraiment pas dire qu'il s'agit là d'un simple mariage de raison. L'excitation est telle que le champignon répond par la décharge des substances de croissance pour encourager la pousse des racines, des feuilles et des pampres. Résultat, plus la vigne embellit, plus le champignon la protège par des poisons qui massacrent les autres bactéries et les autres moisissures néfastes présentes dans le sol. Le champignon symbiotique se comporte alors comme un véritable fongicide naturel qui augmente la résistance des cépages contre les maladies. Ce qui explique que les vignobles bien entretenus soient plus rarement victimes des parasites.

De nombreux facteurs peuvent perturber l'équilibre de ce ménage solide. Les fumures trop abondantes, les désinfectants non sélectifs, les terrains mal drainés, par exemple, gênent considérablement le développement des duvets du champignon. Mais c'est surtout l'intervention de l'homme qui déséquilibre la vie de ce couple. En fournissant à la terre un excès d'engrais azoté et phosphaté, on augmente le rendement de la vigne dont les racines s'appauvrissent en sucre. Le champignon privé de cet aliment énergétique s'affaiblit et n'accomplit plus sa tâche. Dès lors il est naturel que les prédateurs agressent la vigne quand son gardien est fatigué.

A la lumière des connaissances sur la vie intime de la vigne, est-il possible de lui faire accepter d'autres mariages forcés en vue d'augmenter sa résistance et ses qualités ? A force de vivre ensemble, les partenaires se sont habitués l'un à l'autre. Dans la nature, n'importe quel champignon ne peut accepter n'importe quelle vigne et vice versa. En France et dans bien d'autres pays comme les Etats-Unis, le Japon..., les chercheurs commencent d'abord par répertorier ces diverses souches de champignons symbiotiques. Ils les sélectionnent ensuite et tentent d'améliorer leur performance par des manipulations génétiques. Pour le moment, il n'est pas encore possible de faire pousser ces champignons séparément de leur plante-hôte. Ils dépérissent et disparaissent de la culture en milieu artificiel. On s'oriente de plus en plus, actuellement, vers la production en petite quantité dans des fermentateurs spéciaux. On fixe ensuite ces champignons dans des granules d'alginate pour ensemencer les plantations et les vignobles, en espérant que cette méthode évitera l'emploi de fongicides. Les travaux restent encore au stade d'essai, mais la recherche sur la culture biologique est en bonne voie.

En général, l'apport des souches nouvelles crée des conditions de compétition avec les souches autochtones. Les premiers résultats de cette nouvelle variété de fertilisants et de fongicides vivants s'avèrent très encourageants. Il est probable que dans un avenir assez proche, cette mycorhization artificielle se généralisera pour améliorer les techniques culturales de la vigne. Car le but ultime est d'élaborer un champagne absolument exempt de tout emploi des produits anti-viraux, aujourd'hui nécessaires au traitement des vignobles. Les moyens existent désormais. L'espoir de supprimer les fongicides et les engrais chimiques trouve dans ce procédé une solution élégante et naturelle. On commence à admettre que la véritable culture biologique des cépages passe par la compréhension de la biologie de ces champignons mycorhiziens qui font partie intégrante du système sol-plante. Négliger le rôle de ces discrets artisans peut aboutir à de regrettables mécomptes culturaux, et par là détruire les effets bienfaisants du vin. Cela reste particulièrement préoccupant pour les vignobles dont le sol est de nature calcaire, ce qui est le cas en général en Champagne. Leur faible teneur en phosphore et en soufre constitue un vrai handicap pour la santé des grappes. Dans de telles conditions, les chercheurs espèrent revitaliser ces terres grâce à l'inoculation des souches de champignons symbiotiques adaptées aux caractéristiques du sol à traiter. L'essentiel est que ces souches importées se maintiennent dans l'humus et s'y multiplient normalement.

Une autre technique, appliquée en Californie, consiste d'abord à produire des plants en pépinière en leur inoculant dès le début des champignons sélectionnés, efficaces et compétitifs. On les transplante ensuite sur le vignoble définitif préalablement débarrassé de sa microflore souterraine. Ce procédé est vital pour les grandes pépinières qui produisent de jeunes plants en éprouvettes sur milieu artificiel et aseptique. Le fait de les soumettre dès le berceau à ce mariage forcé les dote d'un protecteur efficace pour leur avenir.

D'autre part, on cherche également à diversifier la structure génétique des variétés de cépages, ce qui permettrait d'accroître davantage les facultés de défense contre les parasites. Jusqu'à présent, les méthodes de lutte contre les virus sont surtout chimiques (produits phytosanitaires), culturales (taille et drainage du terrain), biologiques (micro-organismes contre les nuisibles) et génétiques (sélection des cépages résistants). Aucune des techniques mises au point ne peut à elle seule résoudre tous les problèmes. Seule leur complémentarité ainsi que la mise en œuvre d'autres stratégies permettront d'arriver à bout des maladies virales de la vigne.

Nous commençons seulement à nous rendre compte de l'importance de cette symbiose entre la vigne et son champignon souterrain. De plus en plus, les botanistes et les ampélographes s'orientent vers cette voie, visant dans un premier temps à protéger la microflore qui cohabite avec la vigne, en utilisant des moyens adaptés (aération du sol, limitation des engrais chimiques...). Ces mesures représentent une véritable prévention contre les agents qui ravagent le vignoble. Dans un deuxième temps, il serait possible de stimuler la vigueur des plants en leur inoculant, éventuellement, des souches améliorées de champignons symbiotiques. Une véritable culture biologique, sans le recours aux fongicides, se prépare déjà dans le secret des laboratoires. L'enjeu, comme dans les mariages bourgeois que décrivait jadis Balzac, consiste donc à trouver le meilleur parti possible pour caser la vigne, fût-il mal assorti ou grotesque. Une vigne bien mariée devient vigoureuse et se défend énergiquement contre les prédateurs viraux. Une quinzaine de protéines de défense (ou PRP pour Pathogenis-related Protein) sont alors élaborées au sein des feuilles souffrantes afin d'intoxiquer et de décourager l'agresseur.

Bien entendu, nous savons encore fort peu de chose sur le combat quotidien de nos ceps. Ces végétaux ont su innover des procédés très complexes pour assurer leur survie. Et ce sont justement ces mécanismes naturels de défense que les chercheurs tentent de comprendre, de préserver et de stimuler.

LA MAGIE DE LA LEVURE

Dès que les grappes sont mûres, bactéries et moisissures profitent aussitôt de l'occasion pour savourer quelques ins. Parmi elles se trouvent aussi les levures, capables de produire cette « pourriture noble des grappes » très recherchée pour élaborer les fameux vins de Sauternes. Mais, en Champagne, les vignerons écartent soigneusement les raisins moisis afin de ne pas contaminer les moûts.

La présence des levures et des bactéries sur la peau des raisins mûrs est un phénomène tout à fait naturel. Dès l'arrivée de l'automne, chaque grain de raisin porte sur sa peau au moins une dizaine de milliards de spores de ces micro-organismes. On a calculé qu'un vent léger soufflant sur un vignoble pendant la période des vendanges emporte vers le lointain quelques douze millions de spores par mètre cube d'air. Cette extraordinaire dispersion s'accompagne aussi d'une remarquable vitalité. Bien protégées, les spores des souches de levures sauvages restent toujours vivantes et sont même capables de germer après avoir été conservées pendant vingt-cinq ans.

Par centaines de milliards donc, les levures et consorts vivent sur les fruits mûrs. Le simple pressage des grappes suffit à les mettre automatiquement au contact avec les sucres du jus. Les levures trouvent là un milieu idéal pour croître, se multiplier, et ce faisant, réaliser la fermentation naturelle.

Observés au fort grossissement, ces alchimistes apparaissent comme de petites cellules arrondies dotées chacune d'un noyau. Une cellule de levure mesure à peine cinq microns de diamètre. Elle est enveloppée par une membrane rigide à double paroi. Ce qui différencie la levure de la bactérie est que le noyau de cette dernière n'est pas isolé par une membrane nucléaire. En revanche, le noyau de la levure est délimité par une cloison sphérique semblable à un sac contenant des chromosomes, portant son patrimoine génétique. Le noyau cellulaire de la levure possède trente-quatre chromosomes contre quarante-six seulement pour celui de l'homme. L'écart reste vraiment minime entre nous et ces êtres unicellulaires. Sur le plan sexuel, la levure n'a rien non plus à nous envier, car sa vie amoureuse ressemble étrangement à celle de nos cellules sexuelles.

Quand le milieu ambiant est riche en substances nutritives la levure se multiplie rapidement par bourgeonnement et donne naissance à des enfants qui tous portent trente-quatre chromosomes répartis en deux lots de jumeaux, soit dix-sept paires de chromosomes. En revanche, dès que les conditions extérieures deviennent difficiles, la levure mère produit des enfants n'ayant que dix-sept chromosomes, c'est-à-dire la moitié de l'héritage maternel. Comme chez les humains, il y a des enfants de sexe masculin et féminin que la nature a pris soin de ne pas éparpiller, en effet, elle unit quatre à quatre, deux garçons et deux filles, dans une petite poche (ou asque) afin de faciliter l'union à venir. Il s'agit là des véritables cellules sexuelles de la levure qu'on appelle aussi spores, toujours prêtes à fusionner de nouveau quand l'environnement est redevenu plus clément.

Le mariage des enfants de la levure, pour reconstituer au complet l'héritage génétique (17 + 17 = 34 chromosomes ou 17 paires de chromosomes), est d'une importance capitale pour la biotechnologie. Cette connaissance permet en effet de sélectionner et de croiser les diverses souches de levures en vue d'en obtenir de nouvelles, dotées de propriétés intéressantes pour améliorer tel ou tel caractère du vin.

En réalité, les levures appartiennent aussi à la vaste famille des champignons microscopiques. Ce sont encore eux qui, après avoir aidé la vigne à produire des fruits, transforment les sucres du raisin en vin. En fait, les champignons unicellulaires sont partout autour de nous et s'occupent de tout. Ils furent les premiers à peupler notre planète et régnèrent en maître pendant des milliards d'années. Et c'est grâce à eux que nous existons.

La plupart des souches de levures que l'homme a domestiqué appartiennent au genre Saccharomycès qui signifie en grec « champignon de sucre ».

Depuis la préhistoire sans doute, l'humanité a toujours su utiliser à son profit le processus de la fermentation pour conserver et pour améliorer la qualité de ses aliments : pain, vin, fromage, yaourt, mais aussi saucisson, jambon, saumure, choucroute, thé, vinaigre...

L'activité inlassable, bienfaisante et précieuse de ces minuscules levures eut même cet honneur sublime d'être comparée à la vitalité de la foi dans *« la Parabole du levain »* de *l'Evangile selon saint Matthieu* : *« Le Royaume des Cieux est semblable à un levain qu'une femme a pris et enfoui dans trois mesures de farine, jusqu'à ce que le tout ait levé » (Matthieu 13-33)*. Bien que chez les Hébreux, tout aliment dût rester pur et azyme, saint Pierre recommanda pourtant aux Corinthiens ce rite de la renaissance : *« Purifiez-vous du vieux levain pour être une pâte nouvelle » (Epître aux Corinthiens 5-6)*. Plus tard, les Galates de l'Asie grecque furent aussi encouragés de la même manière à consolider leur foi chancelante : *« Un peu de levain et toute la pâte fermente » (Epître aux Galates 2)*.

Paradoxalement, le levain, cité quarante-deux fois dans le Livre des livres, représente deux forces contraires. Il est craint et respecté en tant que source d'impureté et en tant que symbole de vitalité de la nouvelle Alliance. Tous ces documents historiques prouvent suffisamment que l'humanité a toujours su exploiter l'activité de ces invisibles levures, sur le plan alimentaire comme sur le plan spirituel ; et cela, bien avant même que leur existence ne soit découverte. Ce n'est qu'au siècle dernier, sur la demande des brasseries de Lille que Pasteur élucida le processus de la fermentation et inaugura l'ère de la microbiologie. Depuis, les différentes espèces utiles de levures ont été vite répertoriées et étudiées.

Il est certain que la nécessité de déverser des insecticides dans les vignobles a modifié l'équilibre fragile de la flore des levures indigènes. Pour cette raison, il est indispensable de constituer une collection complète de ces micro-organismes vivant spontanément dans les différentes régions de Champagne. Les biologistes pourront ainsi les utiliser ultérieurement en vue d'une sélection.

Les techniques de génie génétique ont pour ambition d'améliorer certaines variétés de levures industrielles déjà stabilisées. Grâce à la connaissance des souches sauvages, on espère pouvoir greffer aux levures domestiquées de nouvelles propriétés répondant aux exigences des vignerons et des œnologues. Pour qu'une souche sauvage puisse être retenue pour la sélection, il faut qu'elle se révèle efficace dans la production d'arômes (les esters lourds). Il faut également qu'elle puisse poursuivre la fermentation à des températures extrêmes, qu'elle résiste à l'excès d'alcool tout en consommant très peu les éléments nutritifs du vin, et qu'elle crée un état discrètement moelleux par la présence de glycérol et d'éthanol. D'autre part, elle ne doit pas produire de dérivés sulfureux, d'acides, ou de mercaptan. La mise au point d'une souche de levure exige un travail de longue haleine et, jusqu'à présent, les rares souches domestiquées par l'homme sont le résultat de siècles d'expériences et d'efforts acharnés.

Si les règles de sélection sont si rigoureuses, c'est parce que le jus et le vin constituent des milieux hostiles au développement des bactéries. Certaines souches seulement sont aptes à se développer dans ces liquides biologiques, tandis que les autres sont impitoyablement éliminées et produisent des déchets toxiques. Ainsi, une fermentation inappropriée, au lieu de développer l'arôme, provoque au contraire la formation d'odeurs insupportables. Pour que les levures puissent travailler dans des conditions optimales, le moût doit présenter une acidité acceptable. Or son pH normal est aux environs de 3,5 alors que les levures préfèrent un pH moins acide de 4,5. D'autre part, les dérivés phénoliques du moût, les résidus d'insecticides, les substances inhibitrices venant de la fermentation peuvent aussi arrêter les réactions enzymatiques.

Le but actuel des chercheurs vise à mettre au point des variétés adaptées aux impératifs œnologiques. Cependant, les micro-organismes sont bien plus rusés qu'on ne le pense. En effet, au cours de leurs multiplications successives, ces souches, même sélectionnées, subissent souvent des mutations et modifient leur tactique. Les volte-face des levures sont imprévisibles, et peuvent transformer parfois le moût en une mixture putride. Même les bactéries les mieux domptées peuvent brusquement se révolter. C'est pourquoi, les biologistes tâchent de mieux cerner les causes de leur soulèvement afin d'en limiter le déclenchement.

Dans la nature, tout comme dans le milieu de culture constitué par le jus de raisin, l'environnement ne reste jamais immuable. Les levures sauvages doivent donc s'adapter à toutes les variations afin d'assurer leur survie. Elles savent faire face à tous ces imprévus en coordonnant l'activité des enzymes. D'autre part, elles peuvent aussi élaborer de nouvelles enzymes en vue d'exploiter des substances inconnues ; ou encore ajuster ou freiner la sécrétion de celles qui sont devenues inadéquates. Ce mécanisme d'adaptation est commandé par leurs gènes qui règlent la stratégie à développer selon les lois de la sélection naturelle.

Lorsque le moût est de bonne qualité, et c'est le cas dans les années ensoleillées, les levures se trouvent en présence d'une quantité idéale de sucres, tel le glucose possédant six atomes de carbone. Leurs enzymes cassent l'une après l'autre les liaisons entre les atomes de carbone. La structure moléculaire du glucose, ainsi démantelée, produit de l'énergie et fournit du carbone qui est récupéré par la levure pour construire son propre corps. Le reste du carbone est éliminé sous forme de gaz carbonique ($CO2$). Il arrive que le moût devienne pauvre en sucre et que par conséquent, le carbone disponible diminue. Devant la crise, les levures réduisent aussitôt leur train de vie et bloquent une partie des rouages de leur usine par des molécules de phosphate. Une levure dispose normalement de plus de trois mille enzymes dans sa cellule. Plus d'une centaine d'entre elles sont aussi temporairement immobilisées en raison du manque de matière première. Elles reprendront leur travail quand l'environnement deviendra plus clément. Ce phénomène explique aussi certaines réactions imprévisibles lorsque le processus de la fermentation s'arrête partiellement. L'enjeu consiste alors à maîtriser l'action de certains enzymes. Les travaux dans ce domaine procèdent par sélection : changement de la composition du milieu de culture, puis analyse de la réponse des levures aux conditions imposées. Très modestement, la biologie espère pouvoir aider le vigneron à éviter les aléas et les caprices de ces micro-organismes.

A côté des quelques grandes souches de levures industrielles bien stabilisées, se développent des souches sauvages, trésor inestimable de microflore spontanée à qui nous devons l'arôme de certains grands crus. Cette flore discrète évolue également au cours du vieillissement des réactions d'association et d'antagonisme microbiens qui se succèdent dans le vin.

Jusqu'à présent, nos recherches bactériologiques s'orientent surtout vers quelques souches dominantes et vers quelques familles responsables de la moisissure et de la pourriture. De très nombreuses espèces ont été injustement considérées comme de simples « contaminants » sans aucun rôle sur la qualité du vin. Pasteur qui entrevoyait déjà l'importance des relations entre les différentes souches de levures a révélé et donné toute son importance à l'interdépendance étroite existant entre les différentes populations de micro-organismes.

Contrairement à la croyance populaire, le champagne vieillit aussi chez le producteur. Mieux, la biotechnologie parvient à suivre le processus de ce vieillissement sous l'œil du microscope électronique. Nous savons que la deuxième fermentation subie par le vin se passe en bouteille et que ce procédé conduit à la formation de mousse. Pendant des années, le dépôt de levures, constitué vers la fin de la prise de mousse, va patiemment élaborer le vin au sein de ce milieu nutritif. Leurs enzymes réalisent ainsi un vieillissement de nature biochimique. Dans le silence, les levures éclatent les unes après les autres. Leur autolyse libère des substances organoleptiques qui contribuent à parfaire l'arôme du vin. Un champagne bien vieilli est un véritable liquide vivant contenant des molécules dont les vertus revitalisantes ne sont pas négligeables.

Sous le microscope électronique, on peut observer des levures gorgées de substances extraites du vin et stockées dans des vésicules. Leur membrane est gonflée et bosselée, et le noyau cellulaire est le siège d'une activité biologique intense. Ces granulations prouvent que la cellule de la levure fonctionne à plein rendement, en synthétisant de nouvelles molécules spécifiques dont la recette appartient en propre à chaque famille de levures utilisées. Ces observations montrent que le vieillissement sur lie enrichit le vin de deux sortes de composés volatils. Les premiers dérivent du cépage et demeurent inaltérés. Les seconds sont produits par ces micro-organismes au cours de la fermentation et du vieillissement.

Ainsi par exemple, pour que le vin exhale un infime arôme de noix verte, il doit dégager un composé complexe formé de diméthyl-tétrahydrofurane dione... C'est souligner le travail titanesque de ces minuscules organismes.

De plus en plus, les progrès de la microbiologie aident les producteurs à mieux comprendre le mystère de cette flore spontanée de l'environnement ; et par là à canaliser son évolution dans le sens souhaité. C'est sous cet aspect que l'étude de l'écologie microbienne de la vigne présente un grand intérêt. Elle ouvrira la voie à la diversification et à l'enrichissement de bien d'autres crus pour le bonheur de tous.

CONSIDÉRATIONS ORGANOLEPTIQUES A PROPOS DU CHAMPAGNE

« Voilà plus de trente ans que je bois du vin de Champagne, et je ne cesse de le trouver bon. »

(Dr Véron « Mémoires d'un bourgeois de Paris » — 1856)

Quelles substances renferme le champagne pour pouvoir engendrer un envoûtement aussi irrésistible ? En France comme à l'étranger, cette question a longtemps hanté les chercheurs, qui interrogent inlassablement les composés volatils de ce vin. Ces molécules sont en réalité les supports chimiques de ces insaisissables arômes. Mais leur étude est une tâche difficile, nécessitant l'utilisation d'appareils extrêmement précis. Bien que ces composés soient présents en quantité infime leur rôle est cependant essentiel à la qualité du vin. Car ce sont bien eux qui élaborent la robe, la lumière, l'odeur, la saveur, la maturité du champagne.

Comme ces molécules sont instables et disparaissent rapidement, cette volatilité rend leur analyse délicate en dépit des nombreuses possibilités offertes par la biotechnologie. Le but recherché consiste à pouvoir un jour influer éventuellement sur la qualité du vin.

Combien y a-t-il exactement de constituants volatils dans un verre de champagne ? Jusqu'à présent, six cents variétés de molécules ont déjà été identifiées grâce à la chromotographie en phase gazeuse. Ces travaux sont notamment entrepris par l'Institut d'œnologie de Californie qui étudie systématiquement toutes les marques renommées de champagne. Le résultat de ces analyses est ensuite compilé dans le grand catalogue intitulé : *Recherches sur les saveurs du vin.* D'autres centres d'études, tel celui d'Helsinki, le non moins célèbre Institut international ALKO, s'intéressent également à la composition du vin. Leurs publications périodiques concernant la biochimie de la fermentation servent de références aux sciences œnologiques.

Il serait fastidieux d'énumérer la longue liste des centaines de molécules volatiles qui composent l'arôme. Par commodité, on les classe selon leur nature chimique en onze grandes familles. On distingue parmi elles les esters, les aldéhydes, les alcools supérieurs, les alcools terpéniques, les acétates, les cétones, les phénols, les lactones, les hydrocarbures et enfin les multiples groupes inclassables que l'on désigne par le terme « divers », incluant : les corps sulfurés, les amines, les amides, les azotés, les mercaptans, les hétérocycles... Tous ces dérivés sont susceptibles de se modifier selon les variations de la température, la durée et les conditions de conservation. Bien d'autres constituants du champagne restent encore inconnus. En principe, on sait que la présence de gaz carbonique se traduit par un effet piquant, que l'alcool crée une sensation brûlante, que les ions de sodium ($Na+$) et de potassium ($K+$) sont à l'origine de la saveur légèrement salée, que le glycérol et l'éthanol, tout comme le fructose et le glucose donnent une sensation sucrée.

Chaque constituant du vin engendre la perception, olfactive et gustative, d'un parfum et d'une saveur qui lui correspond. Leur ensemble définit finalement la personnalité du produit. Mieux, certaines molécules sont même à la source de plusieurs arômes à la fois, elles agissent seules ou en association avec d'autres composants chimiques. Tout dépend de leur combinaison éphémère, de leur interaction avec les organes du goût et de l'odorat et enfin, de l'interprétation culturelle du dégustateur.

Etrange arôme, capable de faire surgir du fin fond de l'oubli nos émotions et nos souvenirs, comme le décrit ce passage de Marcel Proust : *« Mais quand d'un passé ancien rien ne subsiste, après la mort des êtres, après la destruction des choses, seules, plus frêles mais plus vivaces, plus immatérielles, plus persistantes, plus fidèles, l'odeur et la saveur restent encore longtemps, comme des âmes, à se rappeler, à attendre, à espérer, sur la ruine de tout le reste, à porter sans fléchir, sur leur gouttelette presque impalpable, l'édifice immense du souvenir. » (Du côté de chez Swann.)*

Si la mémorisation d'une odeur ne s'accompagne pas de celle du contexte dans lequel elle est perçue, comment dès lors expliquer qu'elle puisse évoquer le souvenir d'un événement ancien ? Le mécanisme par lequel agissent ces substances volatiles sur nos sens et notre mémoire nous intrigue. Pour pouvoir pénétrer ce mystère, il faut bien entendu que les voies de synthèse de ces composants aromatiques au cour de l'élaboration du champagne soient parfaitement éclaircies ; ce qui n'est pas encore le cas actuellement, malgré les nombreuses recherches en cours un peu partout dans le monde.

Tout d'abord, l'odeur et l'arôme sont nés des réactions biochimiques initiées par les molécules volatiles au niveau des récepteurs olfactifs situés au sommet de la fosse nasale. Là, près de cent millions de cellules spéciales tissent avec leurs tentacules et leurs récepteurs un réseau de pièges extrêmement serré couvrant une surface de deux centimètres carrés. Leur mission consiste à capter les molécules odorantes afin de fournir un message codé, électro-chimique, pour informer le cerveau.

Quand le champagne est humé, les substances volatiles du vin pénètrent directement par les narines, pour aller stimuler cette petite zone olfactive, où sera évoquée la sensation du parfum. En revanche, quand il est en bouche, des nuées de molécules odorantes remontent par l'arrière-gorge et atteignent le sommet de la fosse nasale. La perception produit ainsi la sensation de l'arôme. Toute cette activité sensorielle n'a certes rien à voir avec celle de la saveur, laquelle résulte de l'excitation des papilles gustatives de la langue par les substances solubles du vin.

Dans cet univers subtil des sens, c'est l'odeur qui joue le rôle prépondérant dans l'appréciation de la qualité organoleptique. Notre odorat est en effet doté d'une très grande faculté de distinction, il peut différencier de façon sélective plusieurs milliers de parfums. Plus de trente mille variétés de molécules odorantes sont ainsi aisément détectées dans notre vie courante. C'est pourquoi, le « nez » d'un œnologue est doué d'une finesse telle qu'aucun appareil, si puissant soit-il, ne peut imiter.

En général, lorsque le dégustateur repère une saveur particulièrement délicate au palais, elle provient souvent d'un rapport équilibré entre les esters et les alcools supérieurs. Assez fréquemment, la teneur élevée en esters d'acides gras caractérise un champagne de qualité. Cependant l'adjonction de ces esters dans une bouteille de qualité médiocre ne permet pas d'améliorer son arôme. Si ce que sentent le nez et la langue peut correspondre à certaines caractéristiques de la composition d'un vin, l'inverse n'est pas vrai.

On a aussi constaté qu'un champagne sans caractère organoleptique particulier présente souvent un excès en méthyl-butanol, une sorte d'alcool complexe. Paradoxalement, un champagne de grand cru peut également renfermer un taux aussi important de cet alcool, tout en présentant un arôme d'une finesse exquise. Les analyses ont mis en évidence que certains champagnes vieillis dans de bonnes conditions sont riches en cinnamate d'éthyle, molécules élaborées et libérées par les micro-organismes survivant au sein du vin. Mais il est absolument impossible de recréer cette note fruitée ainsi obtenue en habillant un autre champagne par cet ester.

L'enchantement de la symphonie des parfums et saveurs déroute donc bien des chercheurs, malgré leurs appareils complexes et onéreux (spectrographe de masse et spectromètre à infrarouge, résonance magnétique nucléaire, microanalyse isotopique...) capables de déceler des substances aromatiques dont la teneur ne dépasse pas un nanogramme (soit un milliardième de gramme par litre). Bien que l'acuité de l'odorat dépasse de loin les performances de la machine, ce type d'étude devient indispensable lorsqu'il s'agit de diagnostiquer à temps une « maladie du vin » afin de pouvoir y porter remède.

Paradoxalement, si le don du « nez » reste irremplaçable pour distinguer l'exquis du banal, l'eau est aussi nécessaire au goût pour savourer correctement. Tous les grands dégustateurs savent bien que pour valoriser les saveurs d'un grand cru il est conseillé de boire de temps à autre une gorgée d'eau pour neutraliser la stimulation des bourgeons gustatifs. Une « grande eau » ne contrarie pas un grand vin, au contraire elle le fait surgir de la masse des saveurs de l'aliment et met en relief les subtilités du champagne.

L'on ne passe pas impunément d'un homard aux fines herbes à un blanc chantant sans remettre, en quelque sorte, les papilles gustatives à zéro.

L'eau catalyse en même temps les arômes ! Tous les amateurs de bonne chère savent qu'une gorgée, bue au bon moment, relance le goût et le plaisir, comme une caresse entre deux étreintes. Par ses vertus propres, l'eau permet au gastronome de redécouvrir la robe et le bouquet d'un vin, et par là de mieux apprécier ou redéfinir la beauté du breuvage. Bon vin ne saurait ainsi mériter que bonne eau...

Dans l'univers des arômes, les molécules les moins abondantes ne sont pas forcément les moins actives sur les saveurs. Un alcool terpénique comme l'alphaterpinéol confère une sensation légèrement amère et parfumée. Sa présence dans un champagne corsé ne dépasse même pas une quinzaine de microgrammes par litre. Et pourtant, il le corse, l'embellit d'une charpente qui s'associe au gibier, le dote d'une originalité profonde.

Cette illustration prouve que les composés les plus aromatiques sont ceux qui atteignent non seulement une concentration significative dans le vin, mais aussi qui ont une tension de vapeur suffisamment efficace, pour que les molécules s'élèvent facilement pour impressionner les récepteurs olfactifs. Tous les constituants volatils ne possèdent pas la même rapidité d'envol. Comme le spectre des nuances olfactives est quasi infini, le nez distingue, en plus de l'odeur propre de telle ou telle substance, ses variations et ses métamorphoses dès qu'elle modifie sa concentration ou son union avec d'autres arômes. Il arrive même qu'un parfum en masque un deuxième pour permettre l'éclosion d'un troisième qui, sans cela, n'aurait jamais pu se manifester. On conçoit la difficulté à apprécier la qualité d'un vin. Ainsi, dans les rares champagnes conservés en fûts de chêne avant deuxième fermentation, on repère fréquemment un parfum mixte émané de l'isobornéol, vaguement camphré et austère. Une note aussi personnelle fait que ce n'est plus le dégustateur qui choisit le vin, mais ce dernier qui le captive et le séduit.

Nos connaissances en ce domaine sont en réalité très limitées. Malgré le nombre considérable de composés volatils déjà isolés, on ne parvient pas encore à définir les crus par analyse. En dehors de quelques rares vins, les différences chimiques entre les diverses variétés de champagne sont quasi indécelables. Il serait présomptueux de dire que nous comprenons tout le mécanisme des constituants du vin influant sur l'arôme. Bien des traits caractérisant l'originalité d'une marque restent encore indéterminables par nos techniques d'analyse, alors que l'œnologue les décrit avec précision grâce à son simple flair.

Pendant la phase de maturation et de vieillissement, dont les conditions varient encore suivant le type de champagne à élaborer, le vin perd progressivement de son fruité et gagne en bouquet. Les substances odorantes qui se forment au cours de cette longue étape constituent l'arôme post-fermentaire. Nous savons que c'est toute la machinerie cellulaire des bactéries qui conduit, molécule après molécule, cette alchimie des arômes. Des travaux ont mis en évidence des remaniements d'esters et d'acides par hydrolyse. D'autre part, la diffusion à travers les fibres du bouchon contribue de façon non négligeable à parfaire la formation des aldéhydes et des acétals. Des dégradations et des réarrangements s'opèrent au sein de ces structures odorantes. La naissance d'une seule senteur de cassis recèle à elle seule un trésor d'au moins neuf cent trente composants chimiques différents, celle d'une fleur d'iris près de sept cents.

Les substances aromatiques, que nous connaissons, ne représentent que les couleurs d'une grande palette, couleurs que l'artiste superpose et juxtapose suivant le thème à composer. Ce travail de génie, est l'œuvre de ce qu'on appelle un « nez ». Dans la pénombre de sa cave, entouré d'innombrables échantillons de cépages et de crus, mais aussi des références et des assemblages des années précédentes, il mélange, dose, compose, hume, savoure, teste, interroge. Une idée surgit soudain, aussitôt il agite sa coupe dans l'air afin d'en humer les effluves mélangés. Il modifie les nuances, varie les proportions, habille les combinaisons, note ses impressions. Véritable architecte de la matière odorante, il renforce ici, allège là, charpente, modèle, joue les harmonies, accorde les contrastes jusqu'à ce qu'il ait trouvé l'équilibre et la lumière.

Au début du siècle, on croyait encore que le parfum du vin venait d'un « éther œnanthique ». Vers le milieu du siècle, une cinquantaine de composés aromatiques avaient été découverts, ce nombre a ensuite centuplé. Aujourd'hui, on recense plus de trente mille sortes de molécules impliquées dans cette magie des sens. Il est probable que cette évolution se poursuivra encore, notamment en ce qui concerne les rapports entre ces arômes. Cette quête de l'indéfinissable revêtira tout son sens dans la mesure où elle permettra à l'œnologue d'élever encore le niveau d'excellence du champagne et d'assurer la régularité de sa qualité organoleptique.

ANNEXES TECHNIQUES

Dr TRAN KY
Dr François DROUARD

L'ÉTHANOL ET SON ACTION SUR L'APPAREIL DIGESTIF

Grâce aux progrès immenses de la biochimie, nous savons maintenant que l'alcool éthylique (l'éthanol) est une molécule fort subtile : aliment énergétique qui n'en serait pas un selon les nutritionnistes, substance psychotrope utilisée depuis des millénaires pour stimuler la faculté mentale, ce médicament ancestral, est également une drogue dont la toxicité reste imprévisible, car variable d'une personne à l'autre.

L'alcool éthylique n'agit pas seul dans le champagne. Son action est en réalité modulée par celle des autres alcools et esters. Parmi eux on compte déjà vingt et un alcools terpéniques, vingt-huit alcools supérieurs et cinquante-deux esters connus ! C'est souligner l'ampleur du problème que pose l'étude objective de ce produit. Cliniciens, biochimistes, neurologues, psychologues, toxicologues, épidémiologistes, botanistes, linguistes, historiens, légistes... analysent ce phénomène, et chacun à l'aide de son propre jargon. Ces dix dernières années, une réflexion commune menée au niveau international a permis de conduire ces recherches vers des buts plus rationnels, et de proposer enfin un langage commun assez clair. Ces connaissances nouvelles ont aussi abattu les cloisons et abordé des sujets considérés jusque-là comme tabous.

Sur le plan purement expérimental, on doit reconnaître que les travaux se sont heurtés pendant longtemps à une difficulté majeure et imprévisible : l'absence de modèle animal. Il s'avère quasi impossible de reproduire tel ou tel symptôme chez un animal de laboratoire pour le soigner ensuite au champagne ! Contrairement à l'homme, presque tous les animaux, à l'exception du chimpanzé, refusent d'instinct d'absorber toutes boissons contenant la moindre trace d'éthanol, même si ces animaux ont été au préalable soumis à un régime sec. Il existe cependant des souches de rats et de souris, issues de manipulations génétiques, qui en boivent plus volontiers, mais la quantité d'alcool absorbée demeure très faible et ne dépasse jamais leur capacité d'élimination. Ces animaux ne peuvent pas non plus nous dire s'ils dorment mieux ou mangent mieux après quelques gouttes de champagne. Ils constituent néanmoins des modèles intéressants pour étudier l'action de l'alcool présent à l'état de trace. On a également fait appel à un certain nombre d'artifices pour administrer l'éthanol par injection intraveineuse ou intrapéritonéale (dans la cavité du ventre), par gavage ou par confinement des animaux dans une atmosphère contenant des vapeurs d'alcool. Dans l'ensemble, il s'agit d'expériences sur un toxique précis, l'éthanol, qui n'a rien à voir avec la nature complexe du vin. Ces artifices sont par conséquent bien loin de la réalité et concernent plutôt la consommation spontanée excessive de l'homme. Ces travaux apportent en fait peu d'explications sur les propriétés médicinales en question.

On a pu mettre en évidence que l'éthanol en excès inhibe les deux nerfs vagues responsables de la régulation de vidange. Les innombrables hormones locales sont inondées par cette boisson avalée sans discernement. La première à être mise hors de service est la motiline, l'hormone gastrique qui induit normalement le fonctionnement de ce complexe dans la libération régulière de la sortie. La gastrine, sa collègue, se retrouve les mains liées par l'excès d'apéritif. Cette hormone renforce en principe l'amplitude de contraction des muscles de la paroi gastrique. Devant ce chaos, d'autres hormones, au lieu d'aider, sèment au contraire les troubles. C'est le cas du glucagon du pancréas qui n'obéit plus au chef d'orchestre et stimule les spasmes tout en bloquant le pylore. Dans ce sabotage, il est aidé par sa complice, la somatostatine qui est aussi une hormone venue du pancréas. Une autre hormone majeure dans ces contractions évacuatrices est la cholécystokinine. Mais son action salvatrice est aussi neutralisée par l'abus d'alcool. A l'inverse, bien d'autres messagers chimiques sont excités (endorphines, neurotensine, prostaglandines E et I...) et freinent au maximum pour serrer davantage le pylore. Ce mécanisme physiologique a pu être pour la première fois étudié en détail au laboratoire par l'équipe de A. Cortot. Leurs travaux nous révèlent les effets contraires du vin et de l'alcool selon la dose absorbée.

Un excessif apport d'éthanol induit secondairement la formation de l'acétaldéhyde. Ce dernier, en se combinant avec certaines substances élaborées par les cellules nerveuses, se métamorphose en produit morphinique capable de paralyser l'action régulatrice des nerfs qui orchestrent l'effort de l'estomac durant ces moments critiques.

Le champagne renferme une quantité infime de protéines spéciales (sécrétogogues) élaborées au cours des années par les levures et les bactéries de la fermentation. Ces substances sont capables de stimuler la sécrétion des glandes enfouies dans la paroi de l'estomac. La sécrétion gastrique qu'induit une flûte de champagne bien vieilli peut atteindre jusqu'à 97 % de sa capacité maximale, soit seize fois supérieure à celle qu'induit un repas normal.

Les expériences conduites par l'équipe des chercheurs de Singer travaillant avec diverses catégories de boissons montrent qu'à partir d'un titre alcoolique de 20 %, toute boisson alcoolisée ingérée neutralise progressivement les molécules hormonales sécrétées par l'estomac. A partir de 30 %, l'alcool dénature pratiquement toutes les hormones digestives nécessaires à l'accomplissement du travail normal de l'organe. Même l'acide chlorhydrique sécrété par l'estomac devient moins efficace pour décomposer les fibres protéiniques.

Ainsi, en aidant à réaliser l'équilibre parmi ces hormones gastriques, le champagne contribue efficacement au fonctionnement harmonieux de l'ensemble. D'où cette régularité obtenue dans le travail de vidange, grâce à la mise au pas des ondes péristaltiques qui coordonnent au mieux la contraction des muscles de la paroi gastrique. La disparition des éructations s'explique en partie par ce mécanisme ; l'harmonie entre les substances sécrétées semble contribuer à la normalisation optimale des zones qui génèrent la commande électrique. Probablement, par une circulation active des éléments minéraux chargés électriquement (les ions de potassium, calcium...).

Si certaines personnes se sentent fort soulagées après une flûte de champagne prise avant le repas, cela provient de l'action de l'inositol du vin capable de catalyser les réactions enzymatiques par son association synergique avec le calcium et le phosphore. Ces corps agissent comme de véritables substances toniques sur les structures nerveuses et glandulaires du tube digestif, l'énergie fournie par ces excitants de la nutrition favorise le fonctionnement normal de l'estomac. C'est probablement ce mécanisme enzymatique qui explique en majeure partie les soulagements relatifs à la flatulence que la tradition soignait au champagne.

La salive neutralise, par son pH alcalin, l'état acide régnant sur la muqueuse gastrique. Ses composants, en plus des enzymes comme l'amylase et la lipase, sont surtout les facteurs de croissance (NGF), les protéines du groupe sanguin et les immunoglobulines sécrétoires. Toutes ces molécules interviennent pour harmoniser le travail des glandes de l'estomac.

Une fois parvenu à la cavité gastrique, le champagne va subir aussitôt une longue et minutieuse préparation en vue d'être évacué rapidement vers l'intestin. Une grande partie de ses alcools supérieurs et esters traverse en quelques minutes la paroi gastrique et arrive dans le courant sanguin, tandis que les molécules végétales encore intactes subissent l'épluchage de l'acide chlorhydrique qui les dénature pour les rendre digestibles. Pendant ce temps, l'estomac a déjà reçu l'énergie nécessaire pour parfaire son travail. Des enzymes, dont la puissante pepsine, participent à la scission des substances complexes présentes en très petits fragments. Les rares bactéries amies qui vivent dans l'estomac bénéficient aussi du renfort apporté par le vin. On y trouve non seulement des substances qui encouragent leur croissance, mais aussi des levures qui enrichissent l'activité de la flore.

LES « MÉTALLO-ENZYMES »

Nous savons aujourd'hui que le dialogue entre les différents défenseurs de notre organisme, tels les lymphocytes, se fait par un ensemble de molécules chimiques dont certaines sont des enzymes combinées à un atome de métal. Ces messagers chimiques sont connus sous le nom de « métallo-enzymes ». Ces dernières années ont vu d'immenses progrès dans la connaissance de ce domaine grâce à la collaboration fructueuse de deux sciences fondamentales : la physiologie et la physique nucléaire. A la lumière de ces travaux, nous pouvons mieux suivre le cheminement des isotopes de tel ou tel élément dans la communication entre les artisans de notre défense immunitaire.

Chaque molécule de vitamine B12, par exemple, possède en son sein un atome de cobalt qui est le véritable centre de gravité de cette vitamine et lui confère l'énergie et la spécificité nécessaires pour accomplir sa mission. Vu sous cet angle, le cobalt se comporte comme un oligo-élément indispensable au fonctionnement de nos cellules. Il y a à peine 1 mg de ce métal dans notre corps, et cela suffit largement pour que son effet puisse devenir catastrophique en cas d'excès. Ces atomes de cobalt sont particulièrement concentrés au niveau du pancréas. Mais, ils n'agissent pas toujours seuls, leur action se conjugue souvent avec celle des autres métaux (manganèse, zinc, cuivre...) par le jeu des enzymes. Il n'y a pas que la vitamine B12 qui porte ce métal, de multiples enzymes le fixent aussi afin de diriger le travail du calcium. Lorsqu'il est associé au manganèse, le cobalt, qui est un catalysateur, aide non seulement nos cellules à mûrir, mais participe également à la régulation des réactions immunologiques. Ce métal est normalement présent dans presque tous les aliments. Il semble que le besoin journalier de cet élément minéral soit tout à fait minime (0,1 microgramme par jour seulement). Il devient rapidement toxique à dose élevée et occasionne des accidents cutanés, cardiaques et digestifs par augmentation des globules sanguins. Autrefois, certaines marques de bière contenaient des sels de cobalt, lesquels étaient intentionnellement ajoutés comme agents anti-mousseux et avaient évidemment causé des intoxications massives. Cet exemple illustre la terrible toxicité des oligo-éléments quand ils sont mal utilisés. A l'état physiologique, la présence des traces de cobalt et de manganèse harmonise le travail des globules blancs et des glandes surrénales également chargées de nous défendre. Notre milieu intérieur contient en effet quelques cinq microgrammes de manganèse par cent millilitres de plasma. La quantité de cet élément dans l'alimentation est infime, malgré le rôle considérable qu'il occupe dans l'activité de nos enzymes. Le pain complet est riche en manganèse. L'avoine, l'orge, les légumes secs, la myrtille, l'amande... contiennent cet élément.

Par ailleurs, le manganèse est également indispensable à nos métallo-enzymes dont il catalyse les réactions chimiques dans la synthèse des molécules de protéines et des anti-corps. Il intervient aussi dans l'édification du cholestérol, matière première de la structure des membranes de la cellule. Leur déficience pourrait engendrer des malentendus fâcheux entre nos lymphocytes et produire des déséquilibres et des réactions inappropriées vis-à-vis des substances étrangères. Par ce biais probablement, ces éléments minéraux modèrent et corrigent nos tactiques de défense biologique. C'est pourquoi, ils sont souvent indiqués dans les allergies alimentaires.

LE MAGNÉSIUM

Chez l'homme sain, le magnésium présent dans le plasma sanguin existe sous trois formes différentes.

Une forme libre composée d'atomes de charge électrique positive. On dit que le magnésium se présente ici à l'état ionique. C'est un ion positif possédant deux charges d'électricité positive, toujours prêt à capter deux électrons (de charge négative) afin de soulager la tension qui règne en quelqu'endroit que ce soit de l'usine cellulaire.

La deuxième forme du magnésium sanguin est transportée par une protéine qui le livre à la cellule en cas de nécessité. Le transporteur assure un rôle de garde-fou afin d'imposer un rythme aux réactions qu'il initie.

Le reste du magnésium est retenu par des structures complexes telles les phosphates de notre tissu osseux. C'est sur cette réserve que l'organisme puise la matière minérale indispensable pour son fonctionnement.

Un homme adulte renferme dans son corps à peu près trente grammes de magnésium dont la moitié est stockée dans son squelette, et le quart dans les muscles dont le travail nécessite la participation impérieuse de ce métal. D'où la gravité des perturbations de la contraction musculaire, dues au manque de tonus de ces fibres formant l'armature de la paroi intestinale, quand le magnésium vient à manquer.

Chaque jour, nous ingérons environ trois cent cinquante milligrammes de cet élément que nous trouvons dans les aliments comme les céréales, les légumes et le laitage. Toutefois, les pains trop riches en son contiennent un taux élevé d'acide phytique capable de bloquer l'absorption du magnésium. Il faut dans ce cas consommer plus de fruits et légumes. L'excès de café et de thé fournit un apport anormalement élevé d'acide oxalique lequel se combine avec le magnésium par réaction chimique. Cette association aboutit à un complexe insoluble que l'intestin ne peut pas non plus absorber. Une personne qui se plaint de ballonnement croit souvent que le café fort l'aide à chasser ses flatulences, c'est le contraire qui survient. Car cette boisson empêche encore plus le prélèvement du magnésium par l'intestin, et par là aggrave sa distension.

Une fois sa mission accomplie, le magnésium ne reste pas longtemps dans l'organisme, deux tiers de la réserve de ce métal sont évacués par les selles, tandis que le tiers ingéré est éliminé dans les urines. Ce qui explique qu'il faut un apport continu pour satisfaire nos besoins journaliers qui fournissent cette énergie vitale à la machinerie de nos cellules.

Curieusement, le magnésium est le seul métal dont l'absorption exige un travail particulier assuré par un groupe spécialisé d'enzymes codées par un programme précis (des gènes) situé sur les deux chromosomes de la paire n° 6. Là où est justement inscrit le répertoire de notre défense immunologique. Cet élément minéral est donc directement impliqué dans nos mécanismes de nutrition et de défense. La défaillance ou l'altération de ces gènes provoquent l'apparition d'une maladie congénitale caractérisée par la mauvaise absorption de ce métal, bien qu'il soit présent dans le contenu de l'intestin. Cette maladie génétique, heureusement, reste rarissime. Et c'est en l'étudiant que nous sommes parvenus à mieux comprendre les symptômes dus à la déficience de cet élément.

Dans une alimentation normale, il existe en fait très peu de magnésium dans le contenu de l'intestin, mais cela suffit largement, parce que nos dévouées enzymes spécialisées le repèrent aussitôt et le captent. Ce phénomène est un transport actif nécessitant une dépense d'énergie que compense d'ailleurs le métal lui-même. Cependant, si la concentration du magnésium augmente dans l'aliment, nos enzymes n'ont plus besoin d'intervenir, et l'absorption se fait alors par la diffusion passive à travers la paroi intestinale.

Ces études nous expliquent qu'il puisse y avoir des personnes souffrant fréquemment de paresse intestinale. Cela est provoqué par une incapacité plus ou moins importante de prélever le magnésium venant de l'aliment ingéré. Cette défaillance, souvent d'origine enzymatique, peut se traduire par des manifestations d'intensité variable selon le terrain et le mode de vie. Les femmes sont en général plus touchées que les hommes.

Sur la membrane de chacune de nos cellules, le magnésium travaille en fait comme une pompe visant à aider la cellule à évacuer le calcium et le sodium. En échange, il y introduit le potassium. Quand le magnésium diminue, la cellule nerveuse est excitée, tandis que la cellule musculaire entre en transe. Dès lors, crampes et tétanie menacent les muscles et perturbent la contraction harmonieuse du tube digestif. Le sujet qui en est victime se plaint parfois d'avoir la sensation d'une « boule dans la gorge » accompagnée de petite difficulté à avaler. La sécrétion des glandes digestives, indispensable à l'absorption des aliments, devient dès lors inefficace. Un cercle vicieux s'installe. Le ballonnement gêne la digestion et le manque de magnésium aggrave davantage la paresse de l'intestin.

Dans les cas graves, on a même observé des troubles de comportement causés par le sevrage des cellules nerveuses en magnésium. Certains de ces malades ont même été pris pour des malades mentaux, alors qu'il leur manquait tout simplement un peu de magnésium pour nourrir leur cerveau. Fatigues inexpliquées, palpitations cardiaques, insomnie, tétanie des membres, désordres endocriniens se traduisant souvent par des règles irrégulières et douloureuses ont été signalés lors des pertes excessives de cet élément minéral. Il faut donc penser à compenser cette perte par un apport supplémentaire.

Plus grave encore, de la fuite du magnésium il résulte un excès de calcium à l'intérieur de la cellule qui fait courir le risque d'une calcification de cette machinerie vivante. C'est pourquoi, il n'est pas étonnant de rencontrer certaines maladies auto-immunes se traduisant par des douleurs rhumatismales avec un important déficit en magnésium.

Pour le tube digestif qui est sans cesse animé de mouvements coordonnés, le moindre déficit de magnésium ne pardonne pas, car il est l'organe qui en a le plus besoin. Crampes de l'estomac, troubles biliaires, flatulence, lourdeurs pelviennes et lombaires en constituent les manifestations les plus courantes. Spasmes de vessie avec envies fréquentes d'uriner et pertes d'urine peuvent se voir chez les enfants comme chez les personnes âgées.

Le niveau du magnésium dans le milieu sanguin ne reste nullement constant. Il varie au contraire selon la périodicité de nos repas. C'est le matin, surtout quand on est à jeun, que ce niveau est le plus bas. Voilà pourquoi des crampes gastriques et des ballonnements surviennent souvent vers 11 h du matin. Les personnes qui présentent fréquemment ces symptômes ne doivent pas oublier de prendre leur petit déjeuner. C'est le meilleur moyen d'éviter ces manifestations désagréables.

Pour que la machinerie des fibres musculaires fonctionne correctement, il faut de l'énergie. Pratiquement, aucun mécanisme de production d'énergie ne peut se réaliser dans nos cellules sans le concours du magnésium. Ce métal intervient en effet au niveau de très nombreux rouages de la machine cellulaire. C'est lui qui a pour mission d'activer le travail de nos enzymes, qui sont les ouvrières infatigables de notre corps. Les ions de magnésium exécutent cette tâche par le jeu des électrons qu'ils arrachent et avec lesquels ils jonglent d'une molécule à l'autre. Que les substances nutritives présentes soient du sucre, de la protéine ou de la matière grasse, le magnésium ionique est toujours capable d'en extraire des électrons, de l'énergie donc, pour animer la machinerie de nos cellules. Ainsi intervient-il partout où l'on fait appel à son étincelle, capable d'amorcer et de catalyser les réactions chimiques selon un sens déterminé. L'incroyable multiplicité de ses sites d'intervention (plus de trois cents systèmes enzymatiques le réclament pour parfaire la digestion) explique ainsi la grande diversité des manifestations que l'on rencontre en cas de déficit de cet élément. Ce qui nous permet en même temps de comprendre pourquoi un apport minime de magnésium aide efficacement à soulager la plupart de ces maladies.

LE POTASSIUM

Il est l'ion positif essentiel de l'usine cellulaire. Sa réserve dans la cellule est bien plus importante que celle des autres éléments minéraux. Il y a quarante fois plus de potassium à l'intérieur de la cellule qu'à l'extérieur. Nos cellules veillent jalousement sur ce trésor minéral. Elles le dépensent avec parcimonie et contrôlent ses entrées et sorties par plusieurs sortes de pompes, de canaux et d'écluses disposés au niveau de la membrane. Même sa circulation à l'intérieur de l'usine cellulaire obéit à des règles précises supervisant ses moindres mouvements. Si notre organisme prend tant de soins à l'égard du potassium, c'est bien parce qu'il doit présenter des propriétés indispensables au maintien de la vie.

Les variations du milieu sanguin influencent évidemment le sens de migration des ions de potassium. Toute perte de liquide par l'organisme, par exemple, est source d'acidose. Les diarrhées, les vomissements, la fièvre longue et élevée, les transpirations excessives... provoquent la perte d'eau et de sels. Cette fuite cause à son tour l'acidité du milieu sanguin. Dans ce cas, le potassium quitte la cellule pour venir compenser la perte et tente de rétablir l'équilibre. Son départ appauvrit aussi la cellule de son stock habituel ; cette dernière, ne sachant plus à quel saint se vouer, fait appel aux noyaux d'hydrogène (des protons porteurs d'une charge positive) servant à remplacer le départ de ses précieux potassiums. Résultat, la cellule se retrouve terrassée par une torpeur insurmontable. Pour le tube digestif, cela se traduit par la fatigue et l'anorexie. Il ne reste donc qu'à le consoler par un apport léger de ce sel, qui est le seul à pouvoir faire démarrer l'usine cellulaire.

Pratiquement, ces manifestations digestives restent toujours les seuls signes présents. Les signes de fatigue extrême, de perte des réflexes et de difficulté respiratoire n'apparaissent en fait que dans les cas graves lorsque l'on constate un épuisement inquiétant de la réserve potassique. Chercher à reconstituer ce stock à un stade aussi avancé de carence exige naturellement un traitement à la fois énergique et prolongé que seul peut réaliser un centre spécialisé de réanimation. C'est souligner ici l'importance qu'il y a à soigner dès le début les déséquilibres de cet élément vital pour nos cellules. Semblables aux cellules musculaires de l'intestin, celles du muscle cardiaque souffrent autant, tout en continuant cependant à assumer leur tâche primordiale. Leur souffrance se traduit généralement par des anomalies de tracés décelables sur l'électrocardiogramme. Le dosage du taux de potassium éliminé dans les urines est un examen fidèle en cas de suspicion. Car tout doit être mis en œuvre lors d'un déficit grave de cet élément, afin d'éviter les troubles de fonctionnement cardiaque.

La presque-totalité du stock de cet élément minéral (3 000 meq) se trouve dans nos cellules, dont il assure le volume et la pression en retenant des molécules d'eau. A peine 2 % de cette réserve circulent dans le courant sanguin. Le potassium est ainsi responsable des forces dirigeant l'échange entre la cellule et le milieu extérieur, pour se ravitailler en éléments nutritifs comme pour évacuer ses déchets. C'est de la différence de ces ions des deux côtés de la membrane, où ils sont massés inégalement, que naît le courant électrique nécessaire aux mouvements des molécules qui traversent cette barrière dans un sens ou dans l'autre. Puisqu'il y a extrêmement peu de potassium dehors, tout manque, même minime, aggrave encore davantage cette différence de niveau d'énergie ; il en résulte une sensibilité exacerbée des cellules musculaires et nerveuses. C'est pourquoi, une perte insignifiante ou une absorption insuffisante de ce sel cause rapidement la paresse du tube digestif. Inversement, une compensation apportant une quantité minime de potassium permet aussi de remettre tout en ordre. Ce qui explique que le peu de potassium et de magnésium fourni par une flûte de champagne suffit largement à stimuler les mouvements de l'intestin et de l'estomac.

LA CHOLÉCYSTOKININE

On connaît cette hormone depuis 1970, découverte par Viktor Mutt, un biologiste suédois, qui n'imaginait pas à l'époque le rôle important de cette molécule dans les contractions péristaltiques du tube digestif. Il s'agissait là d'une véritable hormone produite par des cellules particulières de la paroi intestinale. Elle pénètre ensuite dans le courant sanguin pour aller modifier la musculature du tube digestif, commandant ainsi la « vidange » des aliments. Mieux, elle stimule la sécrétion du pancréas et du foie, ainsi que les petites glandes de la paroi de l'estomac. Ce n'est pas tout, loin de là. On s'est ensuite aperçu que cette hormone digestive se trouvait également dans les cellules nerveuses de l'intestin où elle travaille comme un véritable messager chimique, un neurotransmetteur donc. Puis, en 1975, le biologiste belge J.J. Vanderhaegen la découvre dans le cerveau !

En injectant cette substance à des animaux on a constaté des états d'anorexie, alors que sa présence à l'état de trace stimule la prise alimentaire. Mais l'utilité de cette molécule aux multiples facettes ne se limite pas là. De très nombreuses régions du cerveau la fabriquent et s'en servent dans l'initiation d'un comportement émotionnel. Voilà une action à la fois périphérique et centrale dont les effets se complètent et se renforcent. La naissance de l'appétit et le démarrage de la digestion coïncident avec l'allègre désir de s'alimenter. Puis la cholécystokinine bloque le processus dès que la quantité de l'aliment ingéré est jugée suffisante. Il s'agit donc en fait d'une molécule intelligente, dont l'action est double.

LE LITHIUM

Dans l'organisme humain, le lithium est surtout concentré dans le système nerveux (à peine 20 microgrammes pour 1 000 cm^3). Il se comporte comme un oligo-élément doté d'un excellent pouvoir tranquillisant au sein du cerveau. Il serait intéressant de pouvoir comprendre son mécanisme d'action au niveau de la cellule nerveuse. L'atome de lithium possède en fait une taille bien plus petite que celui du sodium ou du calcium. Même combiné avec une demi molécule d'eau, il ne mesure que trois angströms ; cette petitesse lui permet de franchir facilement les canaux situés sur la membrane de la cellule dont le diamètre est de cinq angströms. Le lithium arrive rapidement à l'intérieur de la cellule et se fixe sur de nombreux sites récepteurs, normalement réservés au sodium, au calcium et autres neurotransmetteurs. Ce processus explique le grand nombre d'effets biologiques qu'il provoque dans l'usine cellulaire : baisse de la sensibilité des récepteurs vis-à-vis des neurotransmetteurs, ralentissement sur le système de transport et de synthèse de ses derniers, freinage même des enzymes (tel les cas de l'adénylcyclase indispensable à la fabrication du fuel de la cellule), paralysie de certaines hormones inhibitrices. Tous ces mécanismes expliquent pourquoi le champagne agit parfois avec efficacité sur les états mélancoliques. On a même proposé ce traitement simple dans la prévention de la dépression dès que des signes précurseurs, s'ils existent, sont perçus par le patient. Il est surprenant, voire fascinant, de constater que ces traces de lithium sont capables de modifier profondément des manifestations aussi subtiles qu'insaisissables que présentent l'angoisse, l'obsession, l'insomnie, ou ces douleurs profondes de *La condition humaine* que Malraux nous peint en ces termes pathétiques : *« L'angoisse lui tordait l'estomac... Etrange sensation que l'angoisse ; on sent au rythme de son cœur qu'on respire mal, comme si l'on respirait avec le cœur... »*

On est davantage habitué à l'idée que notre état mental est plus sensible devant des substances plus complexes comme les tranquillisants. La simplicité physico-chimique de cet oligo-élément fait naître l'espoir que nous pourrons comprendre un jour les caprices de notre « humeur ».

Les travaux récents en neurobiologie prouvent que des lésions créées artificiellement au niveau de certaines zones précises du cerveau (noyau caudé, partie antérieure du cerveau ou cortex pré-frontal...) chez le rat induisent aussitôt un comportement d'indifférence; l'animal se montre incapable de vigilance et de réactions adéquates face au danger. Il y aurait ainsi une déficience fonctionnelle directement liée à l'anomalie comportementale. Ces faits ont pu être confirmés par la technique de l'idéographie associée à l'injection de sucre marqué au carbone radioactif. Par ce procédé, on visualise sur un écran la capacité d'utilisation de sucre par chaque région du cerveau. Chez l'homme normal, la zone antérieure du cerveau consomme énormément de sucre. Cette activité particulière du lobe frontal se traduit par l'apparition des couleurs rouge et orange sur l'idéographie du cerveau. En revanche, les sujets en état dépressif accusent tantôt une nette diminution, tantôt une exagération de la consommation de sucre qui se révèlent par des couleurs différentes. Ces crises de l'humeur seraient la traduction d'une déficience fonctionnelle du lobe frontal ou des parties profondes du cerveau, provoquée par le déséquilibre des substances chimiques sécrétées par les neurones.

LE RÔLE DES NEUROTRANSMETTEURS DANS LES ÉTATS DÉPRESSIFS : LA DOPAMINE

Nous savons que nos cellules nerveuses conversent entre elles en libérant des substances chimiques appelées neurotransmetteurs. L'une d'elles, la dopamine, est libérée à l'extrême bout d'une des ramifications ténues de la cellule nerveuse (les dendrites). Cette décharge ne se fait pas n'importe comment, elle est harmonieusement adaptée, dans son rythme comme dans sa quantité, selon le besoin de la réponse et selon l'intensité de la sollicitation de l'environnement. Une libération désordonnée en dopamine ou autres neurotransmetteurs, par excès ou par défaut, trop brève ou trop prolongée dans le temps, est toujours susceptible de choquer la délicatesse de la cellule voisine, et par-là de déranger l'harmonie du système. De tels désordres peuvent fort bien être à l'origine d'un comportement inadéquat. Cela explique aussi pourquoi le vin de champagne procure parfois une sensation de bien-être inespéré. Il intervient en effet en stimulant la décharge de dopamine tout en ajoutant sa propre propriété mimant l'effet de ce neurotransmetteur. Dans un cas pareil, le patient voit disparaître ses idées noires comme par enchantement. A l'inverse, si le sujet souffre d'un excès de dopamine dans ses circuits, ce remède s'avérera non seulement inefficace, mais accentuera davantage l'état dépressif.

La molécule de dopamine, une fois sécrétée, sera captée par son moule négatif (un récepteur) situé sur la chevelure d'une cellule nerveuse voisine. Ce contact physique entre la dopamine et son propre récepteur induit la naissance d'un micro-courant électrique chargé de réveiller la voisine pour lui transmettre le message à coder et à décoder. Ici encore, la quantité et l'efficacité des récepteurs présents conditionnent l'intensité de la réaction de l'organisme.

Chacun de nous est génétiquement programmé pour produire une quantité plus ou moins importante de récepteurs dotés d'une capacité individuelle. Il y a ainsi des sujets qui réagissent plus violemment ou plus indifféremment par rapport à d'autres, face à une situation identique. Ni les tranquillisants, ni le champagne d'ailleurs, ne peuvent rien sur la nature et le nombre de ces récepteurs, puisqu'ils dépendent des facteurs génétiques, mais ils modifient largement les autres neurotransmetteurs et agissent ainsi, indirectement, pour apporter des modifications de l'humeur dans un sens ou dans un autre. Ce processus complexe est à l'origine des effets aléatoires observés. Tantôt un soulagement se produit alors que l'on s'attend au pire après une gorgée de vin ; tantôt c'est le contraire.

Continuons à suivre le travail de cette dopamine. Après avoir rempli sa mission pour transmettre le message à une deuxième cellule voisine, des ouvrières spécialisées surgissent, ce sont des enzymes chargées de rompre le contact chimique en détruisant rapidement la dopamine ou d'autres transmetteurs ; car une cellule nerveuse peut très bien libérer plusieurs neurotransmetteurs de nature et de fonction différentes ! Il faut donc que chacun travaille selon un programme précis et synchronisé, orchestré par ces indispensables enzymes qui aident également la première cellule nerveuse à récupérer une partie des neurotransmetteurs libérés. N'oublions pas que notre organisme est avant tout économe et efficace.

Or, il peut arriver que ces enzymes soient insuffisantes, indifférentes ou incompétentes dans leur mission, la dopamine n'est alors plus détruite ni récupérée. Dans cette éventualité, la persistance ou l'excès de la dopamine, ou de toute autre substance messagère (sérotonine, acétylcholine...), tend à s'accumuler dans la fente (ou synapse) séparant deux neurones. Ce surplus continue à exciter la cellule voisine, provoquant ainsi d'autres messages aberrants, source de symptômes inhabituels (abattement, indifférence, incohérence...).

Certains médicaments (amphétamine, imipramine...) augmentent la décharge de dopamine. Ils sont alors capables de provoquer une dépression chimique même chez les sujets sains. Certains neuroleptiques sont prescrits dans le but de favoriser l'élimination de la dopamine en excès, ce qui explique leur effet thérapeutique. Malheureusement, l'accumulation de la dopamine n'est pas le seul phénomène responsable de la dépression, bien d'autres neurotransmetteurs (sérotonine, phényléthylamine...) sont aussi séquestrés dans certaines zones profondes du cerveau. Leur présence excessive est révélée par une concentration anormale dans le liquide céphalo-rachidien baignant le système nerveux. Il en est de même pour la nor-adrénaline et certaines substances morphiniques du cerveau.

La complexité de ces neurotransmetteurs à action contradictoire explique aussi le soulagement spectaculaire que l'on observe quelquefois après l'administration du champagne. En effet, certaines enzymes pourraient être encouragées, sous l'action euphorisante du vin, à accomplir avec plus d'enthousiasme leur tâche soit en détruisant rapidement l'hormone en excès, soit en hâtant leur captation par la cellule-mère qui l'a sécrétée, mais l'effet attendu pourrait être tout autre. On conçoit que ce remède naturel n'est pas capable de procurer un résultat constant, car tout dépend de la résultante des réactions complexes entre les divers messagers chimiques. En général, le champagne initie au bout de six minutes une décharge rapide et ample des neurotransmetteurs ; les cellules du cerveau vident progressivement leur stock chimique et leurs enzymes. C'est durant cette phase de deux à trois heures qu'une sensation d'allégresse s'installe et supprime l'état d'angoisse dans la plupart des cas.

LE ZINC

Chaque atome de zinc porte une charge positive ($Zn+$) incorporée dans plusieurs familles de métallo-enzymes. L'une d'elles est représentée par l'indispensable endopeptidase neutre, une enzyme à zinc ayant pour fonction de dégrader certaines enképhalines qui entretiennent la vigilance. Le fait de fournir du zinc ionique permet à cette enzyme de reconstituer sa réserve nécessaire, on augmente alors son efficacité dans la préparation du cerveau en vue d'accepter l'installation de la phase initiale du sommeil. Ce processus explique pourquoi une courte cure d'une ou deux semaines suffit largement pour retrouver un rythme de sommeil tout à fait normal, sans avoir besoin d'avaler une pilule pour dormir ni une autre pour se réveiller. En fait, nos cellules nerveuses et glandulaires ont besoin de fort peu d'ions de zinc dans la régulation de leur rythme de travail.

Il serait intéressant de pouvoir mieux comprendre l'importance du zinc ionique dont la présence est indispensable à l'harmonie qui règne entre les divers messagers chimiques du cerveau.

Il existe en réalité autant de zinc que de fer dans notre corps, ces deux métaux sont équilibrés au niveau de leur quantité et réagissent de façon synergique pour permettre aux électrons de sauter d'une molécule à l'autre en produisant de l'énergie selon une cadence modérée. Le zinc est particulièrement concentré au sein des glandes endocrines et à la base du cerveau, dans le complexe hypothalamo-hypophysaire. Cet étage inférieur du cerveau fonctionne en effet comme un ensemble de glandes variées sécrétant une multitude d'hormones.

Près des quatre cinquièmes des enzymes de notre organisme renferment des ions de zinc. Ce métal est donc indispensable à presque toutes les réactions biochimiques de nos cellules. On estime que l'alimentation fournit en moyenne 10 mg de zinc par jour. De nombreux aliments en sont d'ailleurs fort riches : céréales, fruits, levures, champignons, viandes..., sans oublier le champagne. Les fibres musculaires tissant la paroi des vaisseaux sont justement les cellules qui possèdent la plus haute concentration en zinc. Pratiquement, toutes les enzymes qui s'activent autour du noyau de chaque cellule contiennent ce métal. On conçoit très bien que ses fluctuations brutales troublent le fonctionnement normal d'une cellule.

Expérimentalement, il est possible de produire chez l'animal une carence grave en zinc qui fait apparaître de nombreuses manifestations digestives, cutanées, sanguines... Mais nous ne savons pas si l'animal souffre d'insomnie. Les épidémiologistes ont observé des enfants en Egypte et en Iran victimes de grave malnutrition ayant provoqué des retards de croissance. Ces enfants présentent une baisse caractéristique de zinc et d'enzymes. Le traitement par cet élément a ensuite permis leur récupération staturale, mais on n'a pas rencontré chez eux des cas d'insomnie. En revanche, dans les troubles digestifs, avec mal-absorption intestinale chronique, le taux sanguin du zinc est abaissé. C'est dans ce deuxième groupe de patients que l'insomnie et les maux de tête sont fréquemment signalés. Ces sujets répondent favorablement à l'administration de zinc.

Etant un oligo-élément, sa toxicité est certaine quand l'aliment ingéré contient cet élément à une dose anormale. Dans l'industrie, l'inhalation de vapeurs contenant des traces de zinc est considérée comme un accident du travail. Dans ces deux situations accidentelles, la toxicité de ce métal se manifeste par d'intenses troubles digestifs, des maux de tête et des insomnies.

LES NEUROTRANSMETTEURS ET LE MYSTÈRE DU SOMMEIL : LA SÉROTONINE

En dépit des immenses progrès accomplis dans le domaine de la neurobiologie, le sommeil reste toujours un état difficile à cerner. Parce qu'il n'y a ni structure ni fonction connues pour le moment à propos de ce repos nocturne. Nous ignorons encore à quoi sert le sommeil et comment il se produit, et pourtant, 20 à 25 % de la population a des difficultés pour dormir. Tout le monde se rend compte que le sommeil est indispensable au maintien de la santé physique et mentale. Le défi qu'il nous lance est à l'échelle de l'Homme. On peut s'endormir à la suite de nombreuses circonstances : ennui, fatigue, désintérêt, manque de stimulation, chaleur, froid, satiété, veille prolongée, après la tendresse... Mais aucune de ces circonstances ne peut en soi servir à déclencher le sommeil. Tandis qu'il existe un organe pour voir, un autre pour entendre, aucun centre du sommeil n'est connu. Il faut au contraire plusieurs circuits complexes dont la synergie et la synchronisation fonctionnelles sont requises pour initier le sommeil. Puis, tout l'être entier y participe enfin pour l'entretenir. La torpeur peut brusquement survenir et envahir l'organisme ; pendant ce temps, le cerveau éclate en orages électriques et stimule ses réactions chimiques dans la brume des songes. La disproportion et l'asynchronie des phénomènes biologiques concernés, dans le temps, dans l'espace et dans leur intensité, nous déconcertent.

Notre système nerveux central, malgré sa puissance, reste en réalité un organe extrêmement sensible devant tout changement brutal du cycle veille-sommeil. C'est toujours lui qui est le premier à réagir et à souffrir.

Curieusement, de toutes les espèces étudiées, l'homme est la seule à conserver son biorythme pendant une assez longue période. Des rats, oiseaux et chats, soumis à une alternance artificielle d'éclairage, font coïncider leurs heures de sommeil à la périodicité imposée. Leur système d'adaptation semble plus dépendant du milieu. L'homme, animal socio-culturel, n'accorde que peu d'importance aux conditions physiques du milieu (luminosité, mouvements du soleil, température...) ; ce qui compte pour lui avant tout, ce sont les signaux d'origine socio-culturelle qui lui fournissent les repères pour la synchronisation de son rythme interne (mode de vie, horaire de travail...). Il peut, dans une certaine mesure, se libérer de la marche du temps sidéral en le remplaçant par un temps artificiel qu'il a inventé. Pour beaucoup, hélas, c'est même l'horaire du métro qui impose son rythme de repos et de travail ! Paradoxalement, ce sont finalement les contraintes de la vie sociale qui dictent leur cadence, sur laquelle se règlent nos horloges biologiques, avec cependant plus ou moins de facilité, car chacun a besoin d'une durée de sommeil adaptée à son tempérament. La durée de ce repos va de cinq à douze heures dans les cas extrêmes. Il va de soi qu'un travailleur qui n'a besoin que de six heures de sommeil, et qui de plus est un « couche tard », se sentira moins gêné par rapport à un autre qui dort obligatoirement huit heures tout en étant un « couche tôt », si ces deux personnes doivent accomplir un travail nocturne. Chacun est en réalité adapté à un certain rythme de sommeil. Ce caractère est même programmé génétiquement, sur la 6e paire de nos chromosomes, là où est aussi inscrit notre code d'identité génétique. Biologiquement parlant, l'avenir n'appartient pas forcément à ceux qui se lèvent tôt...

A l'encontre des règles les plus élémentaires de la nature, l'homme serait-il le seul animal à pouvoir s'émanciper de l'alternance du jour et de la nuit, grâce à son organisation socio-culturelle ? Nos horloges biologiques fonctionnent en fait de manière bien plus complexe que celles des animaux. L'exemple le plus étudié est la sécrétion de la mélatonine, un messager chimique qu'élabore l'épiphyse stimulée par l'effet de la lumière. Pour cette raison, la libération de cette hormone obéit au cycle de l'alternance veille-sommeil. C'est pendant la nuit que la mélatonine est déchargée pour freiner l'activité des centres nerveux de l'hypothalamus, diminuant ainsi leur sécrétion hormonale. Dans l'induction de l'endormissement, la mélatonine intervient également de façon cyclique en rythmant le travail des circuits du sommeil, de la température, du tonus musculaire. Cette mission exige le concours de certains oligo-éléments comme le cuivre et le fer. En effet, le cuivre des métallo-enzymes participe à la libération de la nor-adrénaline, tandis que le fer est nécessaire à la synthèse de la dopamine. Et ce sont ces deux neurotransmetteurs qui aident l'épiphyse à produire la mélatonine pendant la journée. La déficience de ces métaux à l'état ionique entraîne la baisse de la mélatonine, et par là une induction plus difficile du sommeil.

Sans le savoir, une personne qui prend un demi-verre de champagne à la place de son somnifère absorbe en fait 6 mg de cuivre et 0,05 mg de fer ioniques. Ces éléments minéraux contribuent indirectement à corriger le déséquilibre des glandes et des cellules nerveuses. Ils activent aussi les enzymes dans la régulation des neurotransmetteurs (sérotonine, acide gamma-aminobutyrique ou GABA...) qui ont pour rôle de freiner les centres de l'éveil.

Certains alcools complexes, tels les pentanols, hexanols et propanols, possèdent cette capacité inattendue consistant à encourager la sécrétion des neurotransmetteurs au niveau des couches profondes du cerveau (le locus ceruleus), responsables du déclenchement de l'endormissement.

La sérotonine par exemple, fréquemment en cause lors de l'accès dépressif, induit l'indifférence comportementale et la somnolence. La teneur de ce neurotransmetteur varie rapidement selon la nature de l'aliment absorbé, mais cela ne se rencontre que chez certaines personnes seulement.

Du point de vue biochimique, la sérotonine provient de sa matière première qui est le tryptophane, l'un des acides aminés des protéines. Mais, le fait de manger de la viande ne cause pas pour autant un excès de sérotonine, étant donné que les autres acides aminés présents règlent harmonieusement sa concentration dans le cerveau. En revanche, une alimentation riche en sucre induit une décharge importante d'insuline, laquelle provoque à son tour l'augmentation du tryptophane donc de la sérotonine en lui facilitant la traversée de la barrière qui protège le cerveau des substances étrangères.

Normalement, il existe un équilibre alternatif entre l'état de veille et la phase de sommeil. Le fonctionnement de ces deux systèmes est sous-tendu par des mécanismes complexes faisant intervenir des centres nerveux plus ou moins spécialisés avec leur arsenal de substances chimiques et leurs ondes électriques. L'acétylcholine et certaines endorphines, par exemple, jouent un rôle déterminant dans l'état de veille en stimulant des réseaux nerveux situés sous le cortex. La nor-adrénaline, un autre neurotransmetteur de cette alchimie du cerveau, exerce son action sur certaines formations profondes du système nerveux central pour induire la somnolence et l'endormissement. D'autres catégories de messagers chimiques de nos cellules nerveuses (sérotonine, dopamine...) participent également à cette alternance de veille et de sommeil. Il n'y a donc pas une substance spécifique responsable de l'endormissement, ni une autre spécialisée dans l'éveil ; mais toute une gamme de molécules variées dont les nuances de proportions induisent tantôt la vigilance, tantôt le sommeil et le rêve. Les mêmes substances chimiques sont présentes partout lors du réveil, comme pendant les songes. Tout dépend de leurs nuances et de leurs interactions mystérieuses dans les circuits du cerveau.

LE RÔLE DES NEUROTRANSMETTEURS DANS LA MIGRAINE

Parmi les neurotransmetteurs à action rapide, nous connaissons l'acétylcholine, les acides aminés sous forme de glutamate et d'aspartate... (rappelons que le glutamate est fréquemment présent dans de nombreux aliments industriels pour rehausser la saveur). Ces molécules exercent une action excitante. L'acétylcholine par exemple dilate brusquement le calibre des vaisseaux. Normalement, après avoir accompli sa mission, elle est immédiatement neutralisée par les enzymes afin de limiter son activité. Toute déficience de ce contrôle enzymatique peut prolonger anormalement l'effet de l'acétylcholine jusqu'à déséquilibrer l'harmonie du système. Il semble que certaines formes de migraines accompagnées de rougeurs au niveau du visage et du dos seraient causée par ce mécanisme. Le traitement dans ce cas est médical. La prise du vin aggrave au contraire la dilatation des vaisseaux et par là la migraine. L'indication de chaque remède est précise, étant donné la multiplicité des causes possibles. Il n'y a donc pas de traitement standard applicable pour tout le monde.

Les neurotransmetteurs à action lente travaillent comme de véritables hormones. C'est le cas des catécholamines (adrénaline, nor-adrénaline, dopamine...), de la sérotonine. Ces messagers chimiques activent les ions (calcium, phosphore, molécules d'énergie) qui se trouvent à l'intérieur de l'usine cellulaire. Dans ces éventualités, un rétrécissement des vaisseaux se produit sous l'effet prolongé de ces catécholamines. On recourt alors à des médicaments capables de bloquer leur ravage (les bêta-bloquants dont l'efficacité est remarquable). Le médicament employé ici exerce donc une action inverse à celle qui est proposée contre la dilatation vasculaire), dont le soulagement relève plutôt des extraits de l'ergot de seigle.

La nature nous réserve souvent bien des surprises. Beaucoup de substances sécrétées par le cerveau peuvent avoir deux actions diamétralement opposées ! Par exemple, l'acétylcholine que peut libérer une cellule nerveuse du système parasympathique va induire rapidement une brève excitation (de 1/1000 de seconde) pour faire ouvrir les canaux ioniques des neurones tout en leur imposant un état d'excitation de longue durée, de l'ordre de plusieurs minutes. Comment parvient-elle à réaliser un tel tour de force ? L'acétylcholine agit sur deux récepteurs différents : l'un à action rapide, fixé sur les canaux par où passent les ions de calcium et de potassium ; l'autre à action lente servant à actionner les rouages de l'usine cellulaire. Ainsi l'effet final ne dépend plus uniquement de la nature du neurotransmetteur, mais de celle du récepteur. C'est cette deuxième molécule, faite de protéine, qui décide de la durée et de la façon d'agir. Cette connaissance est d'une importance pratique capitale. Car il serait bien plus logique, pour un médicament, d'agir sur le récepteur, en le bloquant par exemple afin d'obtenir un résultat précis. Et c'est justement ce que la médecine a pu réaliser dans le cas des catécholamines quand elles sont impliquées dans la migraine. Ces neurotransmetteurs possèdent jusqu'à trois récepteurs différents : alpha 1 et alpha 2, et même un troisième nommé récepteur bêta. Le médecin cherche donc à bloquer le récepteur bêta à l'aide d'une molécule synthétique qui ressemble étrangement à une catécholamine. Le récepteur, ainsi trompé, se laisse occuper et reste inactif, incapable d'engendrer le moindre grain d'énergie pour informer la machinerie de la cellule. Cette usurpation moléculaire empêche alors les vraies catécholamines d'agir, car leurs récepteurs sont déjà tous saturés par les intrus. Résultat, on parvient à réduire le rétrécissement des vaisseaux provoqué par les catécholamines qui amènent la contraction des fibres musculaires armant la paroi des artères. Mais toutes les migraines ne répondent pas favorablement à ce type de traitement, environ 60 % seulement profitent de ce progrès thérapeutique acquis depuis la découverte de ces bêta et alpha bloquants. Plus curieux encore, la crise devient rebelle à ce remède après un certain temps d'usage. C'est à croire que les récepteurs ont découvert la ruse et ne se laissent plus tromper !

Notre cerveau est également doté de systèmes modulateurs équipant toutes ses cellules. Leur mission consiste tantôt à freiner, tantôt à encourager le travail des autres neurotransmetteurs selon les situations vécues. Elles peuvent aussi modifier le programme de plusieurs systèmes à action contraire afin d'harmoniser le fonctionnement de l'ensemble. Le polypeptide intestinal vasoactif (ou VIP) est une molécule de protéine jouant le rôle d'enzyme. Il est élaboré au niveau du tube digestif et aussi au sein des cellules nerveuses. L'un des rôles qu'il joue dans le cerveau consiste à moduler le fonctionnement des cellules ainsi que l'état de la circulation locale. Il s'agit là d'un système relaxant de premier rang capable de réduire la contraction des cellules musculaires de la paroi artérielle. Son déséquilibre serait plus ou moins impliqué dans le déclenchement de l'orage migraineux.

Or, nous savons que le VIP, en tant qu'enzyme digestive, est abondamment libéré au niveau du tube digestif, et encore plus après l'absorption d'une petite flûte de champagne. Cette substance peut-elle aussi parvenir jusqu'au niveau du système nerveux central pour faire relâcher le spasme des vaisseaux en pleine crise ? Il semble que non. L'effet parfois bénéfique de ce vin proviendrait plutôt de la décharge sur place de ce VIP synthétisé par certains noyaux nerveux. Ces derniers vident leur réserve. Ce qui explique pourquoi une deuxième tentative de traitement par le champagne est souvent inefficace.

Une autre molécule, la substance P, intervient aussi en tant que substance modératrice des circuits nerveux, en particulier en situation de détresse ou de douleur. Cette substance P sert en effet à contrôler la sécrétion de l'acétylcholine et de la nor-adrénaline. Il est probable que le dérèglement de son rythme de décharge soit à l'origine de certains types de migraine.

Chez certaines personnes, la libération de cette molécule augmente sous l'effet du champagne alors que chez d'autres c'est l'inverse qui se passe. Les effets inconstants de ce remède ancestral s'expliquerait peut-être par ces irrégularités.

La somatostatine, quant à elle, qui est sécrétée en même temps, amplifie considérablement le tonus des cellules musculaires. On la suspecte d'intervenir dans l'évolution traînante de cette affection.

L'existence d'un arsenal complexe de substances chimiques du cerveau et de leurs récepteurs prouve que nos circuits nerveux sont en permanence surveillés, corrigés, ajustés, activés, freinés, modifiés, modelés... Tout cela vise à maintenir l'équilibre et l'harmonie des différentes fonctions. En effet, plus grande est la complexité de notre organisation cérébrale, plus les cellules qui la composent doivent respecter scrupuleusement leur code de travail d'équipe. Il faut constamment dialoguer, établir le contact, émettre et recevoir des messages chimiques et électriques bien précis, afin d'être continuellement informé des changements du milieu extérieur et intérieur. C'est pourquoi, il est nécessaire de pouvoir comprendre les différents niveaux du système nerveux central si l'on veut pénétrer les arcanes de la migraine. Depuis le niveau physiologique du cerveau, dans ses relations avec les autres organes, jusqu'au niveau de la biologie cellulaire et moléculaire, de discrètes interactions se manifestent partout. Il en résulte que les moindres modifications des uns retentissent aussitôt sur les autres. L'infinie nuance des fonctionnements, loin de nous égarer, offre au contraire de larges perspectives d'action à l'organisme. La médecine peut désormais intervenir sur tel ou tel rouage de ces systèmes variés, en vue d'obtenir un certain contrôle, ou d'infléchir les réactions dans le sens souhaité. Tout cela ne devient possible que grâce à la connaissance du cerveau qui nous gouverne.

Or, nous savons que notre cerveau n'est pas uniquement peuplé de neurones ! Chacune de ses unités cellulaires est minutieusement protégée par toute une armée de cellules gliales chargée de l'assister et de l'entourer de soins. Imaginons un neurone se comportant comme un noble seigneur au milieu de sa cour, ses pages et ses soldats. Ainsi compte-t-on bien plus de cellules gliales dans le crâne que de neurones. Ces cellules gliales se présentent en général sous deux formes différentes : les premiers, les astrocytes, ressemblent aux oursins hérissés de multiples épines reliant tous les éléments nerveux ; les seconds sont des oligodendrocytes également dotés de tentacules. Comme les neurones, ces cellules gliales possèdent aussi la faculté de sécréter des substances chimiques et des messages électriques pour converser avec leur maître. C'est même grâce à leur dévouement que le neurone parvient à accomplir sa tâche correctement. Bien que le sens réel de ces conversations nous échappe encore, on sait que certaines matières premières sont triées d'abord par ces cellules protectrices, elles les préparent longuement avant de les livrer aux neurones, qui les transforment ensuite en neurotransmetteurs. Puis les déchets seront encore récupérés par les cellules gliales chargées de les recycler. Il en est ainsi, semble-t-il, pour le codage des messages électriques entre les éléments du circuit. Ces fidèles servantes assistent en permanence le travail des neurones pour émettre, recevoir et interpréter l'information qui arrive sans cesse et exige d'être traitée instantanément. Il est certain que toute perturbation fonctionnelle de la part de ces indispensables cellules protectrices sont à l'origine de bien des orages migraineux. Elles pourraient mal exécuter leur nettoyage ou leur surveillance, laissant accumuler des molécules indésirables qui sont susceptibles de faire souffrir les neurones.

Certains médicaments interviendraient à ce niveau pour stimuler leur équipement enzymatique. Il en est de même pour l'effet bénéfique du champagne que l'on observe parfois au début d'une crise qui se prépare. L'apport des substances énergétiques supplémentaires, en particulier les sucres complexes, auraient pour résultat d'activer les enzymes chargées d'assurer la nutrition équilibrée du cerveau.

Récemment, par la technique de fluorescence, on a réussi à mettre en évidence la présence des canaux de communication (ou gap-junctions) entre neurones et cellules gliales, preuve incontestable des relations intimes entre les maîtres et leurs dames de compagnie, surpris en pleine conversation chimique. Les neurobiologistes découvrent même que chacune de ces discrètes cellules gliales est dotée d'une spécificité, sa personnalité en quelque sorte, destinée à remplir plusieurs fonctions particulières pour le neurone auquel elle est affectée dès la naissance. Le neurone, pourtant une cellule noble, ne parle que par des ondes apparemment monotones avec des oscillations presque identiques. A l'inverse, les cellules gliales sont bien plus bavardes, leurs émissions électriques sont non seulement très variées, mais de plus chaque cellule gliale possède son propre style ! Ce qui est loin d'être le cas des neurones qui tous parlent dans la même tonalité. L'individualité de ces cellules protectrices a fort sidéré les chercheurs. Certaines arrivent à émettre des fréquences électriques semblables à celles du cœur. On dirait des cœurs microscopiques battant chacun selon son propre rythme ! Nous ignorons encore le sens exact de ce concert. En terme imagé, on dirait que les neurones chantent en chœur, pendant que leurs servantes improvisent, chacune selon son inspiration. Et ce sont justement les exagérations ou les fantaisies que l'on observe parfois chez ces dernières lors des migraines. Certains vins, et en particulier le vin rouge, encouragent même ce dévergondage des cellules gliales, lequel induira en second lieu le déclenchement des maux de tête.

Ces cellules dévouées, chargées de protéger leurs maîtres, les entourent jalousement. Nous découvrons que leur membrane, adhérant à celle du neurone, est percée de canaux invisibles à ouverture intermittente. Ce système d'écluse permet le passage périodique des neurotransmetteurs et des éléments nutritifs de la cellule gliale vers le neurone et vice versa. Le mot « gap-junction » signifie jonction par brèche. C'est à travers ces fentes contrôlables que se fait la communication chimique entre maître et servantes. Comme ce système est extrêmement ténu, il est possible que la déficience de ces valves puisse dérégler momentanément le ravitaillement des neurones, et par là leur faim et leur affolement. La membrane de ces cellules protectrices se montre terriblement avide de potassium sous forme d'ions positifs. Ces aides assurent en effet la stabilisation du niveau de potassium dans le liquide qui baigne le cerveau (le liquide céphalo-rachidien).

Elles contrôlent en même temps l'équilibre entre les autres ions tels le calcium, le magnésium, le phosphore... responsables de la vitalité du neurone et de ses émissions d'ondes électriques.

LES FLAVONOÏDES

Comment agissent les flavonoïdes dans l'apparition de l'orage migraineux ? Chez une personne qui ne supporte pas d'autre vin que le champagne, les flavonoïdes, normalement présents, détruisent d'abord certaines enzymes altérées qui sont justement chargées de neutraliser les phénols toxiques du vin. Il en résulte un passage regrettable de ces phénols indésirables dans le courant sanguin. Ces substances ne peuvent naturellement pas gagner le tissu cérébral lui-même, étant donné la vigilance permanente de la barrière capillaire du cerveau (la barrière hémato-encéphalique). Mais leur présence dans le courant sanguin irrite la paroi interne des vaisseaux cérébraux, tapissée de cellules endothéliales particulièrement sensibles à ces dérangements. D'où la possibilité de crise si leurs enzymes se montrent incapables d'éliminer ces intrus.

L'expérience fut ainsi entreprise à l'Hôpital Queen Charlotte à Londres, sous la direction du Professeur Merton Sandler. On pensait d'abord que c'était l'alcool éthylique du vin qui était responsable des maux de tête chez les grands migraineux ne pouvant pas tolérer le vin. L'équipe qui réalisait cette expérience eut l'idée de partager leurs patients migraineux en plusieurs groupes recevant séparément soit du vin ou de l'alcool pur, soit des flavonoïdes seulement. Ils eurent la surprise de constater que seuls ceux qui buvaient du vin ou une solution de flavonoïdes se plaignaient de maux de tête, tandis que l'éthanol pur ne provoquait aucune réaction, même pas la présence de tyramine suspectée depuis fort longtemps. Moralité, les gens qui ont un terrain migraineux doivent savoir que presque tous les vins, à part le champagne qui est très pauvre en substances flavonoïdes, leur sont en général déconseillés, à moins qu'ils aient la chance et les moyens de boire des vins conservés depuis longtemps en tonneaux ou vendus « sur lies ».

Par sa pauvreté en flavonoïdes, le champagne est ainsi presque le seul vin que tolère un migraineux grave. Il est aussi doté de qualités exceptionnelles capables de prévenir, et parfois de soulager une crise. Il arrive très rarement que l'on rencontre des personnes qui y soient allergiques. Il est normal, dans ce cas, de leur déconseiller d'essayer ce remède populaire.

LES LIPOPROTÉINES

Les cellules graisseuses sont étonnamment sensibles à de nombreuses hormones. Elles constituent même une banque où sont emmagasinées ces dernières. Dans ces conditions, ces cellules stimulées mettent en réserve une quantité significative de substances nutritives et leur taille s'amplifie. Ce mécanisme encourage à son tour l'appétit, et entraîne un risque de suralimentation. Pour cette raison, la surveillance régulière du poids est une précaution quand on prend la pilule. Il en est de même en ce qui concerne les mesures diététiques visant à éviter l'abus de certains corps gras, de boisson sucrée et de pâtisserie.

Dans l'organisme, les aliments ingérés sont d'abord absorbés, après la digestion, au niveau de l'intestin. Ils y sont transformés en gouttelettes de chylomicron composées de protéines et de graisse, afin de subir dans les cellules du foie d'autres conversions sous l'action des enzymes. Ces substances nutritives sont ensuite chargées sur des petites « camionnettes de livraison », les molécules de lipoprotéine à très basse densité (Very Low Density Lipoprotein ou VLDL) qui ont pour mission de les distribuer partout à travers les capillaires sanguins, et surtout au niveau des muscles et du tissu graisseux. Là, une deuxième catégorie d'usines, équipées encore d'enzymes, les concassent à nouveau et les réduisent en unités élémentaires. Ces usines capillaires génèrent aussi de l'énergie.

Une autre famille de transporteurs, les lipoprotéines à basse densité (LDL), interviennent maintenant pour véhiculer tous ces éléments à travers toutes les cellules de l'organisme. La livraison du matériel est reçue au niveau de chaque cellule de notre corps grâce à la présence de récepteurs spéciaux destinés à le capter en fonction du besoin. En échange, la cellule élimine ses produits usés pour qu'ils puissent subir le recyclage sous l'action des enzymes du foie et des capillaires.

Comme notre organisme est avant tout économe, il récupère beaucoup et a horreur du gâchis. Il existe donc une quantité considérable de matériaux à transporter dans le courant sanguin. Ce sont les poids lourds, que représentent les lipoprotéines à haute densité (High Densité Lipoprotein ou HDL), qui ont pour mission de ramasser partout les livraisons. Il existe à l'état normal un équilibre dans le trafic de ces différents transporteurs qui ne sont que des molécules de lipoprotéines. S'il y a trop de petites camionnettes (les VLDL) sur les petites routes de la circulation sanguine, elles gêneront certainement le déplacement des gros camions (les HDL). L'embouteillage qui en résulte est à l'origine de l'épaississement de la paroi artérielle. Certaines hormones (les œstrogènes de certaines pilules), l'excès de graisse dans l'alimentation augmentent l'activité enzymatique du foie dont la production s'accroît. De nombreuses camionnettes de VLDL, chargées de substances nutritives, quittent l'usine hépatique en causant des encombrements au niveau de la circulation sanguine. On peut détecter ces embouteillages par le dosage du taux des triglycérides du plasma. L'élévation de cette graisse complexe signale l'excès des lipoprotéines à basse densité. Selon les individus, l'élévation peut varier de 20 à 80 % par rapport au taux normal. Cependant, quatre sujets sur cinq ne réagissent pas de la même façon devant les mêmes facteurs déclenchants (excès alimentaire, pilule, tabac, alcool...). Il y a donc, et incontestablement, une susceptibilité individuelle tendant à réagir intensément par une production inadaptée de lipoprotéines.

Certains sujets possèdent peu de récepteurs à la surface de leurs cellules servant normalement à capter ces lipoprotéines. Résultat, ces dernières ne peuvent pénétrer dans les cellules où elles doivent subir la dégradation par les enzymes. Les lipoprotéines s'accumulent donc dans le courant sanguin et tendent à se décanter sur la paroi des artères. D'autres sujets présentant un équipement enzymatique déficient se montrent incapables de convertir rapidement leur réserve graisseuse en énergie. Dans une telle situation, leurs cellules, avares et économes, finissent par s'hypertrophier et font épaissir le tissu adipeux.

Des valves sont aussi disposées tout au long de la paroi luminale des capillaires. Leur rôle est d'empêcher l'écoulement à contre-courant de ce liquide. Ce travail épuisant exige la présence d'un système de points d'appui. Les cellules endothéliales des canaux lymphatiques sont amarrées aux fibres de collagène de la peau et profitent automatiquement du pompage de la lymphe. Car ce liquide ne doit en aucun cas stagner. A chaque heure, plus de vingt litres de lymphe, étalés sur une surface de mille mètres carrés, sont ainsi filtrés. Le débit de cet écoulement doit être rapide, car chaque centimètre cube de lymphe ne peut demeurer au même endroit que durant trois secondes.

Au-delà de cette durée, il y aura risque d'embouteillage avec possibilité de dépôts indésirables des grosses molécules de lipoprotéines. Le fleuve lymphatique qui irrigue la peau coule à une vitesse sidérante. Il a pour mission de se renouveler sans cesse afin de réaliser le drainage efficace de la peau, mais surtout d'apporter la nourriture et d'évacuer les déchets. Si une minuscule veine se bouche, la pression augmente aussitôt dans les capillaires situés en aval de l'obstacle, l'écoulement local devient insuffisant, d'où un danger de stagnation et de dépôts.

Toutes nos cellules baignent dans ce liquide épais dérivé du plasma sanguin. Son importance est considérable ; puisqu'à elle seule, la lymphe (ou liquide interstitiel) représente environ 15 % du poids corporel ! C'est bien au sein de ce liquide, notre « milieu intérieur », selon l'expression de Claude Bernard, que se produisent les échanges des cellules avec le milieu ambiant, pour permettre leur nutrition, leur respiration et leur désintoxication. Après avoir accompli sa mission, la lymphe filtre à travers la paroi des capillaires puis elle est captée à nouveau par le courant de la circulation veineuse.

Pour actionner la progression de ce courant lymphatique, la paroi des vaisseaux ténus est armée de molécules contractiles (actine, myosine, tubuline...) qui pompent de façon rythmique le liquide interstitiel. Leur contraction est fortement stimulée par les apports énergétiques et les minéraux ioniques. Ce phénomène explique pourquoi le champagne est souvent utile dans l'activation de la circulation lymphatique, aidant ainsi à éliminer les déchets au niveau des tissus.

La qualité diététique du vin augmente la concentration salutaire de certaines lipoprotéines de haute densité (HDL 3), ce qui contribue à abaisser la teneur des lipoprotéines de basse densité (LDL) qui encombrent la circulation et tendent à former des dépôts dès qu'elles se trouvent en excès.

LA BIOLOGIE DU DÉSIR

Injectée à une dose infinitésimale chez un animal, la gonado-libérine induit aussitôt une attitude réceptive vis-à-vis du partenaire sexuel. Curieusement, beaucoup de traitements de l'impuissance et de la frigidité utilisant cette LH-RH (pour « Luteinizing releausing hormone » signifiant hormone déclenchant la décharge de la lutéine, au niveau de l'ovaire) se révèlent souvent inefficaces. Ce qui prouve que cette hormone n'agit pas seule. La biologie du désir est en fait le résultat d'un concert harmonieux qui associe hormones et culture, romance et poésie, tendresse et amour... Tout est donc déconcertant quand on se penche sur le mystère de l'amour, car chaque facteur peut influencer dans un sens ou dans un autre la sexualité. La personnalité et l'éducation reçues exercent également leur influence sur la stratégie adoptée. Bien que le facteur hormonal réveille les centres nerveux de la passion, il ne joue nullement le rôle dominant, étant donné la prépondérance de la pression psychologique et socio-culturelle spécifique à l'espèce humaine. Dans certains cas, les hormones mal dosées, ou déséquilibrées, provoquent même un freinage des circuits nerveux, et créent une inhibition. Très fréquemment, l'excès d'hormones sexuelles fait plus de mal que de bien à l'amour. De toute façon, leur effet reste au-dessous de l'enchantement que procure l'ambiance romantique. Il y a sans nul doute une influence des hormones sur le comportement sexuel, mais son ambiguïté ne permet pas une analyse objective isolée des autres éléments du contexte sentimental et culturel. Car, comme le disait Claudel, *« même l'intelligence ne fonctionne pleinement que sous l'impulsion du désir »*.

A l'état normal, la sécrétion des hormones du cerveau obéit à des rythmes biologiques précis et programmés, comme nous l'avons dit, par l'alternance cyclique veille-sommeil. Cette rythmicité de vingt-quatre heures conditionne le fonctionnement des glandes et du système nerveux central. Ce qui explique que toutes nos fonctions physiologiques et psychologiques suivent le déroulement du temps et des saisons. Pour les humains, rappelons-le, les meilleures performances du cerveau (mémoire, vigilance, apprentissage...), les activités musculaires et motrices, les facultés adaptatives, les réactions de défense... présentent leur maximum de rendement dans la matinée. D'autres hormones sont surtout libérées vers minuit (c'est le cas de l'hormone de croissance), tandis que le cortisol des surrénales est déchargé au maximum pendant le réveil. Pour assurer le rythme de tous ces cycles de fonctionnement, il existe différentes horloges biologiques (ou pacemakers) pour battre la mesure. Leur mission consiste à régler ces cycles selon le rythme de vingt-quatre heures (le cycle circadien). Il n'y a pas une horloge centrale interne comme on le pensait, mais plusieurs. L'évolution nous a doté de plusieurs systèmes d'oscillations coordonnées alors que les animaux inférieurs ne possèdent qu'un seul de ces systèmes. On connaît assez bien la localisation de certaines de ces horloges internes depuis les célèbres travaux d'Alain Reinberg. A la base du cerveau, il en existe au moins deux : les noyaux supra-chiasmatiques, qui dirigent les rythmes de sécrétion des hormones de l'hypothalamus (LH-RH, CRH, TRH...) et les noyaux arqués chargés de régler la libération d'autres hormones. L'épiphyse, une petite glande suspendue au sommet de la cavité centrale du cerveau, fonctionne également à la façon d'un oscillateur servant à régler la décharge de l'hormone sensible à la lumière, la mélatonine. Descartes croyait autrefois que c'était là « le siège de l'âme ». La surface du cerveau, le cortex, et plus particulièrement sa partie antérieure (l'aire frontale), responsable de la conscience et des facultés supérieures (telles celles de la programmation) cache aussi de nombreuses horloges biologiques rythmant nos activités journalières.

Tous ces fonctionnements cycliques sont en général déterminés par l'équipement génétique de chaque individu. Chaque espèce animale et végétale possède d'ailleurs ses propres cadences de fonctionnement. Chaque jour, notre organisme est donc obligé de remettre à l'heure ses différentes horloges afin que l'ensemble soit coordonné. Pour cela, il se repère d'après les rythmes de l'environnement (luminosité, bruits, température..., mais aussi l'horaire du travail et surtout l'indispensable réveil qui nous tire du sommeil le matin). Tous ces signaux de l'environnement représentent autant de repères nécessaires pour synchroniser nos horloges internes. Ce sont ces « Zeitgeber », ces donneurs du temps, qui nous renseignent plus ou moins inconsciemment afin de vivre en harmonie avec les variations du milieu.

« Il y a un temps pour tout ici-bas...
Un temps pour aimer, et un temps pour moissonner. »

(*L'Ecclésiaste*)

Si un individu se retrouve confiné, expérimentalement, dans une pièce sans aucune communication possible avec le milieu extérieur, on constatera que ses rythmes biologiques continuent à fonctionner, mais s'allongent progressivement jusqu'à dépasser une trentaine d'heures au lieu de rester à vingt-quatre. On parle alors de « phénomène de dérive de l'horloge interne », dérèglement qui varie aussi selon les sujets. Il paraît ainsi naturel que l'organisme éprouve la nécessité absolue de se remettre à l'heure chaque jour. Si l'expérience d'isolement sc poursuit encore, le sujet enfermé finira par dérégler complètement le rythme de fonctionnement de ses divers organes. L'ensemble harmonieux du système se détraque et chaque organe évoluera indépendamment sans respecter la cohérence du système. A ce moment, apparaissent des troubles graves comme l'insomnie, la lassitude, la confusion, l'angoisse, la dépression... Il va de soi que la disponibilité sentimentale ou sexuelle s'en trouve profondément modifiée. On a observé que les personnes obligées de travailler la nuit pendant des périodes prolongées présentent un dérèglement significatif de leurs cycles biologiques. Certaines d'entre elles souffrent de désintéressement dans leur comportement sexuel. Après un repos adéquat, leur rythme biologique redevenu normal voit renaître naturellement leurs dispositions érotiques.

LES DOULEURS OVULATOIRES

Nous savons aujourd'hui que le sang menstruel n'est pas un sang ordinaire, car il ne coagule pas normalement. Selon les femmes, la durée des règles va de trois à huit jours. La quantité de sang perdue au cours de chaque période de règles varie de vingt à quatre-vingt millilitres. Comme nos globules rouges contiennent du fer, on conçoit qu'une perte exagérée puisse à la longue provoquer une anémie si ce métal indispensable n'est pas compensé par un apport alimentaire équilibré. Lors des premières règles, nombreuses sont les jeunes filles qui ne font aucune ovulation, la température basale de leur corps n'est pas augmentée (température prise le matin au lit) et ne dépasse guère 37° pendant la deuxième moitié du cycle : ce sont là des cycles dit « anovulatoires ». Puis, après un certain temps, l'ovulation se normalise et est suivie de la formation du corps jaune après chaque maturation de l'œuf. Pendant la ménopause, au début, les règles irrégulières sont également associées à l'absence d'ovulation.

Le concert minutieusement orchestré des hormones féminines explique que leur défaillance peut souvent occasionner des troubles plus ou moins gênants au cours du cycle menstruel. Par exemple, certaines douleurs surviennent deux semaines après le premier jour des règles et peuvent se répéter chaque mois. Ce symptôme est connu sous le terme de « douleurs ovulatoires ». Comment expliquer ce phénomène ? En général, il s'agit d'une douleur sourde au niveau du bas ventre, apparue au milieu du cycle. Elle coïncide avec une légère baisse de la température prise le matin au lit (environ 36°6). Cette baisse passagère de la température basale est due à la libération de certaines substances contenues dans la poche (ou follicule) renfermant l'ovule. Il en résulte un ralentissement dans l'élimination de l'urée au niveau des reins. L'urée retenue (ou réabsorbée) est détruite par nos enzymes, ce qui malheureusement donne des déchets encore plus toxiques (des cyanates et de l'ammonium). L'ensemble de ces substances gênantes ne manquent pas d'agir immédiatement sur le cerveau dont la consommation en oxygène décroît. Face à une telle situation, les centres de thermostat, situés à la base du cerveau, se retrouvent donc temporairement ralentis. Ils font baisser la température corporelle d'un cran (36°6 ou 36°7 au lieu de 37°2). Ce phénomène est tout à fait passager, car nos reins ne tardent pas à réagir et éliminent aussitôt les déchets indésirables. On a reproduit ce phénomène chez l'animal par des injections d'urée ou de ses dérivés. Mieux, on a réussi à suivre chez l'animal l'évolution de son niveau d'urée sanguine et de sa température avant et après ovulation. Tous ces travaux présentent un intérêt pratique considérable.

La légère baisse de température matinale est un signe à la fois simple et précis de l'ovulation, moment où la fécondité est optimale. Ainsi, le fait d'absorber un peu de champagne la veille permet souvent d'éviter les douleurs désagréables de l'ovulation. Ce vin stimule, en effet, la circulation sanguine et la décharge hormonale, tout en favorisant l'élimination rénale. Nombreuses sont d'ailleurs les femmes qui s'aperçoivent par pure coïncidence que leurs gênes pelviennes de la période ovulatoire se calment curieusement si elles boivent un peu de champagne à l'approche de l'ovulation.

Chez les personnes qui redoutent la répétition de cet inconfort, la douleur ovulatoire ne dure en principe qu'une journée, parfois un peu plus. Elle siège tantôt à droite, tantôt à gauche. Quelquefois, c'est plutôt la partie basse du dos ou du ventre. L'examen clinique reste en général normal. Les causes de ces douleurs sont fort variées. Il peut s'agir d'une distension brutale du follicule (la poche contenant l'ovule) lequel se gorge de plus en plus de liquide et ne parvient pas à éclater afin de libérer l'ovule qui s'impatiente. Ce processus est très fréquent, souvent à la suite d'une insuffisance de l'hormone de l'hypophyse, la LH (ou hormone lutéotrope chargée de faire mûrir l'ovaire et le follicule). Mais il peut aussi provenir d'un ovaire kystique ou fibreux.

On conçoit l'effet que peut avoir le champagne lorsqu'il existe une petite insuffisance hormonale, dont la sécrétion peut être encouragée par ses qualités tonifiantes.

Evidemment, il serait ridicule de croire qu'il pourrait exercer une action favorable quelconque sur des ovaires malades ou malformés. Ces faits nous montrent la différence entre les femmes que satisfait ce remède traditionnel tandis que d'autres en sont déçues. A l'évidence, un bilan complet gynécologique s'avère indispensable pour rechercher l'existence possible d'une anomalie structurale ou fonctionnelle de l'ovaire suspect.

La douleur lors de l'ovulation peut être également causée par le liquide que renferme le follicule, alors que l'œuf est bel et bien libéré. Ce liquide nourricier inonde la cavité du bassin et irrite la membrane (le péritoine) qui la tapisse. Les nombreux enzymes présentes dans ce liquide sont à l'origine de ces sensations désagréables. Cependant, une crise douloureuse qui survient brutalement pour la première fois chez une personne, qui jusqu'à là n'a jamais souffert de son ovulation, doit être considérée comme suspecte. Seul un avis médical permet dans ce cas de confirmer ou d'infirmer la banalité du symptôme. Continuer à se soigner dans de telle condition, fût-ce avec le vin le plus cher, serait une grossière erreur, car il pourrait fort bien s'agir d'un début d'appendicite (quand la douleur siège au côté droit du pelvis), d'une salpingite cachée, voire exceptionnellement d'une grossesse extra-utérine insoupçonnée. Il va de soi que les rapports accentuent encore davantage, ce jour-là, une douleur ovulatoire même banale.

Certaines femmes, à la veille des indispositions, présentent un gonflement des chevilles, des maux de tête, une congestion du bas-ventre et de la poitrine, quelquefois l'apparition de boutons d'acné ou au contraire de rougeurs. Ces symptômes sont désignés sous le terme de « syndrome prémenstruel ». Ils durent de deux à six jours avant l'arrivée des règles et cessent rapidement dès qu'apparaît la menstruation. Les douleurs des seins, du pelvis, de la colonne lombaire se manifestent chez certaines. L'irritabilité ou, au contraire, le « coup de cafard » peut accompagner ces malaises dont l'intensité diffère d'une femme à l'autre, voire d'un cycle à l'autre chez la même personne. C'est dans ce genre de désagréments que la tradition a le plus souvent exploité le champagne en tant que remède familial susceptible d'en atténuer l'inconfort.

Au moment des règles, une petite douleur au niveau du bassin est fréquemment ressentie. Elle réveille souvent la femme en pleine nuit, cela est dû à la libération brutales des hormones en plein sommeil. La sensation de pesanteur est principalement causée par la contraction des fibres musculaires de l'utérus qui fait décoller et expulser la couche superficielle tapissant sa cavité. Dans la majorité des cas, il n'existe aucune cause organique décelable. Il s'agit, à la lumière de nombreux travaux dans ce domaine, d'un excès de prostaglandines, des hormones locales qui stimulent la contraction de l'utérus et le sensibilisent. En général, le repos et la chaleur locale (la bouillotte de nos grand-mères est souvent efficace) sont des moyens qui calment efficacement.

Certains médicaments, souvent efficaces pour s'opposer à l'action des prostaglandines, suffisent dans certains cas très invalidants. C'est le cas de l'aspirine et de l'indométhacine qui comportent néanmoins certains inconvénients. L'aspirine fait saigner et rend les règles abondantes, tandis que l'indométhacine irrite l'estomac et provoque l'arrivée de vertiges lorsqu'elle n'est pas supportée.

Ces produits sont capables d'abaisser la sécrétion des prostaglandines, mais leurs effets secondaires rendent leur prescription délicate ce qui n'est pas le cas d'une flûte de ce vin effervescent qui a la réputation de réchauffer le corps et l'esprit. En fait, ce sont les ions de calcium et de potassium qu'apporte le champagne qui réalisent l'harmonisation de la contraction des fibres musculaires utérines.

LES ACIDES FOLIQUES

Le vin, nous le savons, est riche en zinc, élément fondamental des métallo-enzymes qui participent à la synthèse des hormones au niveau des glandes. Par sa richesse en cet oligo-élément, le champagne manifeste son efficacité pour coordonner les interactions hormonales entre les divers niveaux de l'organisme.

Le secret du champagne réside justement dans la combinaison du trio zinc-cuivre-manganèse présent à l'état de trace. Ces métaux se comportent comme un stimulant biocatalytique de premier ordre au sein des glandes internes. En tant que transporteurs d'électrons, donc d'énergie, leur concours intéresse tous les troubles endocriniens. Leur action est particulièrement intéressante dans les cas d'insuffisance hormonales. Il est vrai que l'action des oligo-éléments est largement amplifiée par celle des vitamines (l'acide folique en particulier) et aussi des alcools supérieurs.

Les découvertes récentes sur ce groupe de vitamines composé d'acides foliques démontrent qu'il joue un rôle primordial dans le fonctionnement des cellules nerveuses sécrétant des hormones, tel le cas de l'hypophyse. Il faut savoir que ces vitamines sont synthétisées par les feuilles de la vigne et par les levures du vin au cours du vieillissement. Dans le champagne par exemple, on trouve jusqu'à onze variétés d'acides foliques dont les plus actifs sont les di et tétra-hydrofolates.

La concentration de ces acides est bien plus élevée dans le liquide céphalo-rachidien que dans le plasma sanguin. Dès l'absorption, ces précieuses vitamines sont immédiatement captées tout au long de la paroi intestinale. Elles franchissent rapidement les barrières protectrices du cerveau et parviennent à nos cellules nerveuses qui sont équipées de pompes spéciales pour les récupérer. Tout ce dispositif biologique prouve l'importance de leur rôle pour le fonctionnement du cerveau et des glandes. Leur présence est indispensable pour la synthèse des enzymes et des hormones faites de molécules et de protéines. En général, leur importance est liée à leur participation obligatoire dans l'édification des structures de commande de la cellule (acides nucléiques du noyau), là où se trouve stockée la mémoire dictant la synthèse, comme le travail cyclique, des hormones.

Parallèlement, les neurones sollicités par les molécules d'alcool supérieurs libèrent une quantité précise (un quantum) de neurotransmetteurs servant à transmettre l'ordre à tout le système. Bref, le langage des cellules nerveuses ressemble un peu au langage binaire de nos ordinateurs. Notre cerveau conserve cependant sa souplesse et sa flexibilité fonctionnelles pour réagir aux influences exercées par les facteurs venant de l'environnement ou du milieu intérieur. C'est dans ce sens que l'on peut espérer faire fléchir ses activités en lui fournissant les éléments nécessaires à ses besoins.

A très petite dose, bien entendu, il existe, de façon indéniable, un effet thérapeutique appréciable du champagne sur l'harmonisation des circuits contrôlant les différents systèmes de l'organisme.

La clef se voûte de cet effet étonnant se situe exactement au niveau de l'organisation complexe de la membrane des cellules nerveuses et glandulaires. N'oublions pas que le cerveau se comporte également comme une énorme glande sécrétant de multiples hormones. La fluidité de la membrane cellulaire s'améliore et assure mieux les échanges sélectifs entre la cellule et l'extérieur. Ses canaux ioniques fonctionnent aussi avec efficacité, ce qui leur permet de générer rapidement les ondes électriques qui sous-tendent l'information, pour coordonner l'action de l'ensemble. Tout cela suppose que les enzymes qui composent cette structure se trouvent dans des conditions optimales pour remplir leur mission délicate. A l'opposé, lorsque la dose du vin consommé atteint un niveau excessif, l'altération de la membrane se produit aussitôt, bien que le cerveau soit normalement équipé de moyens capables de le débarrasser des substances toxiques. La fluidité de la membrane cellulaire diminue en raison des coupures que provoque l'excès d'alcool. Ce dernier sectionne les molécules de graisses complexes (les phospholipides) tout en dénaturant les acides gras et le cholestérol qui sont les composants élémentaires de la membrane. Le résultat de ce ravage est la perte de la souplesse de cette barrière de protection et d'échanges. Les enzymes (ATPases) qui s'y trouvent ne peuvent plus créer la quantité d'énergie indispensable à l'usine cellulaire. Bien que l'abus fournisse dans ce cas un surplus de calories, elles restent inutilisables dans la mesure où la cellule souffre de la paralysie des enzymes intoxiquées. En effet, l'activité des enzymes dépend étroitement de leur environnement lipidique. Ce milieu est excessivement fragile et délicat face à l'action du vin.

A petite dose, le champagne fluidifie ces molécules de graisses et active le travail des enzymes comme un catalyseur biologique. C'est là que résident véritablement ses vertus médicinales, que la tradition a d'ailleurs su mettre à profit dans le traitement des petits dérangements menstruels. A dose excessive, la paralysie des enzymes se produit immanquablement à la suite de l'altération de la membrane cellulaire.

Non seulement aucun bénéfice biologique ne peut être obtenu dans de pareilles conditions, mais il se produit même une accumulation de radicaux libres qui sont des molécules menaçantes chargées d'atomes d'oxygène capables de brûler les autres enzymes. Notre cellule nerveuse possède bien sûr des enzymes dont la mission primordiale est de détruire ces dangereux radicaux libres, c'est le cas de la famille des enzymes appelées « superoxydes dismutases » qui captent aussitôt l'oxygène libre, le déboulonnement et enlèvent ses électrons pour le rendre inoffensif, l'empêchant ainsi d'exercer ses ravages sur les autres enzymes de l'usine cellulaire. Malheureusement, l'abus d'alcool produit un déchet nocif encore plus nuisible (l'acétaldéhyde) qui inhibe justement cette précieuse catégorie d'enzymes superoxydes dismutases. Les radicaux libres ne sont donc plus freinés dans leur acte de sabotage. Leurs méfaits sont de surcroît majorés par les dégâts des canaux ioniques qui assurent la production d'énergie électrique locale au niveau de la membrane.

Au niveau de ces canaux, le vin possède aussi une double action selon la dose absorbée. Chez une personne qui consomme modérément du champagne dans un but purement thérapeutique, pour calmer par exemple des règles un peu abondantes et douloureuses, le calcium ionique apporté par ce vin contribue à assurer la stabilité de la membrane cellulaire, particulièrement au niveau des fibres musculaires de l'utérus. L'arrivée de ces ions calme ces fibres et leur impose une contraction à la fois ample et coordonnée. Leur réponse aux messages hormonaux et enzymatiques s'en trouve plus efficace et moins chaotique. Il en résulte une diminution de la douleur. Le saignement lui-même se régularise à son tour grâce à la stimulation des centres de contrôle situés à la base du cerveau. Il existe là un véritable couplage fonctionnel entre hormones, enzymes et membranes à tous les niveaux de l'organisation de la menstruation. On a pu démontrer le mécanisme de ces systèmes de surveillance et d'autorégulation chez la rate. Le vin à faible dose provoque en effet l'ouverture des canaux ioniques ce qui s'observe aussi au niveau des centres nerveux profonds. L'afflux des ions élève d'un cran le potentiel électrique de la membrane des cellules nerveuses et harmonise leur travail. En revanche, une dose excessive d'alcool perturbe profondément le travail des enzymes qui perdent soudain leur faculté de s'entraider, condition vitale pour toute activité cellulaire. C'est pourquoi, le début de grossesse représente une période critique où il est déconseillé de boire du champagne. C'est la conséquence de l'extraordinaire capacité du placenta de transformer la moindre trace d'éthanol et d'alcool supérieur en acétaldéhyde. Les travaux de l'équipe de S. Fischer de l'université de Cornell ont prouvé la présence de ce toxique au niveau du placenta et du fœtus lorsque la mère absorbe une dose importante de vin (deux verres) et à plus forte raison du whisky. Le placenta est en effet très vigilant dans la protection de l'embryon. Ses enzymes, extrêmement actives, détruisent toutes les molécules d'alcool qui se présentent, mais, hélas, donnent des déchets encore plus toxiques (acétaldéhydes) qui pénètrent dans le cerveau du fœtus.

LE GLUCOSE

Au fil de ces dix dernières années de recherches, les biologistes sont parvenus à découvrir les moyens discrets qu'utilisent nos cellules pour recevoir ou pour brouiller une information. Découverte considérable qui a permis de commencer à comprendre comment elles organisent leur communication, exécutent l'ordre reçu ou au contraire désobéissent en commettant des erreurs. On s'aperçoit progressivement que leur secret repose en partie sur des molécules de sucres disposées à la surface de leur membrane comme à l'intérieur de leur machinerie. Ces édifices de sucres sont d'une complexité inimaginable et leur structure varie selon le type de cellules et leur état fonctionnel. Ce sont ces liaisons de sucres qui tissent le système nerveux de la cellule et du tissu. Mais, il ne s'agit pas de n'importe quels sucres. La vie n'en exige qu'un seul, indispensable et irremplaçable, le glucose, celui-là même que synthétise la vigne et qu'emmagasine la grappe. Elle demande en outre que ce glucose soit à l'état ionique, porteur de charge électrique (d'électrons surtout) que la cellule peut exploiter directement grâce à l'action de ses enzymes.

Bien entendu, tous les fruits, légumes et céréales peuvent fournir une quantité abondante de glucose, puisque ce sucre constitue la base de tous les végétaux. Mais le glucose du raisin, et plus particulièrement celui que transforment les levures du vin, possède une qualité précieuse : son énergie est non seulement immédiatement disponible pour la machinerie de la cellule, mais elle est aussi activée et réversible. Cela signifie que le glucose, avec l'aide des enzymes, peut alternativement céder des électrons pour actionner la cellule tout en pouvant les récupérer ensuite. Un système à la fois économe et efficace donc, exigeant peu de sucre afin d'éviter l'encrassement de la tuyauterie. Ce phénomène est bien différent des liaisons chimiques par saturation, en effet, ces dernières se réalisent en présence d'un excès de sucre sans intervention d'enzymes. Une fois l'énergie fournie, les molécules de glucose restent accolées à la structure de la cellule et finissent par gêner son fonctionnement. Et c'est bien ce qui se passe quand on consomme du sucre en excès, ou quand le diabète ravage l'organisme par des dépôts de sucres inactifs.

A la suite des travaux de l'équipe de Takashi Muramatsu du Collège de Médecine de New York, on arrive à mieux cerner la complexité du glucose ionique dans les diverses fonctions vitales de la cellule. Pratiquement, toutes les molécules des protéines (enzymes, hormones, éléments composants de l'édifice cellulaire...) sont entourées par un réseau inextricable de sucres. L'ensemble réalise des molécules mixtes appelées « glicoprotéines ». Ces éléments sont de surcroît enchaînés par des filets formés également de sucres qui assurent les communications comme un système téléphonique. De la même façon, les molécules de graisses de la cellule subissent des contraintes identiques. Elles s'unissent à des formations de sucre pour édifier des glycolipides. A l'évidence, les sucres sont partout présents dans l'usine cellulaire. Bon gré mal gré, nos cellules sont forcées de vivre en permanence cette curieuse « lune de miel » obligatoire. A quoi servent tous ces réseaux de sucre ? Ce sont justement ces glucoses, dont la quantité reste strictement limitée d'ailleurs, qui assurent l'organisation et l'harmonie entre les différentes parties de l'usine cellulaire. Ils établissent aussi le dialogue entre les cellules voisines. Bref, ce sont de véritables agents de communication cellulaire. Sans leur participation, tout ne serait que chaos et rébellion dans un organisme aussi complexe que le corps humain. A tous les échelons donc, la transmission de l'ordre à exécuter doit être scrupuleusement fidèle et efficace, sans erreur possible. Cette mission délicate, indispensable à l'unité fonctionnelle, incombe aux sucres qui doivent acheminer aux bons endroits les messages, aider éventuellement à réaliser le travail et à corriger les défauts. Emission, réception, alimentation, production, réparation, recyclage, nutrition, coordination, défense, aucune fonction vitale de la cellule ne peut se passer de leur concours.

On comprend le danger si de telles défaillances surviennent dans nos lignes de défense immunitaire par exemple. Des messages mal transmis, mal captés, mal interprétés, mal exécutés peuvent fort bien causer des erreurs de ripostes. Le système immunitaire, une fois désorganisé, se met à fabriquer des anticorps qui, au lieu de maîtriser l'ennemi, se retournent par erreur contre eux-mêmes ! La maladie auto-immune est très fréquente chez les personnes âgées. Leur organisme aveuglé produit des anti-anticorps qui détruisent leurs propres organes, occasionnant un véritable suicide biologique.

Dans d'autres circonstances qui sont loin d'être exceptionnelles, un trop plein de glucose inerte, ou non réactif, peut piéger les minuscules molécules de graisses du sang (les lipoprotéines à densité légère ou LDL pour « Light Density Lipoprotein »).

Ce processus finit par engendrer des dépôts causant à leur tour l'épaississement de la paroi des artères. L'artériosclérose se constitue, menace de rétrécissement et d'obstruction les artères de petit calibre du cœur, du cerveau, de l'œil, de la verge.

Vu sous cet angle, le glucose se présente comme une arme à double tranchant. Tout dépend de sa quantité et de sa qualité, de sa réversibilité comme de son état ionique, de sa capacité à remplir ou non des tâches multiples et contradictoires sans toutefois gêner le fonctionnement de l'appareil cellulaire.

C'est pourquoi, on conseille souvent le champagne brut (et non demi-sec), renfermant peu de sucre, à une personne qui devrait le prendre en tant que tonique, et en quantité bien adaptée, pas plus d'un verre par repas. Cette dose est considérée comme largement suffisante pour stimuler l'organisme en fournissant un apport énergétique immédiatement disponible.

L'un des rôles essentiels que nos cellules attendent de ce glucose, activé par les levures et par les éléments minéraux, consiste à accomplir la tâche de transporteur. Cela signifie que la molécule de sucre doit savoir effectuer des échanges avec les autres molécules de l'usine cellulaire, qu'elles soient enzymes, hormones, protéines, graisses ou sucres. Ce sucre, à la fois vivant et intelligent, doit accrocher momentanément, et sans se tromper, une autre molécule, lui communiquant ainsi son énergie sous la forme d'électrons. Il doit ensuite le relâcher immédiatement pour aller recevoir d'autres électrons venant des métallo-enzymes. Le glucose subit à son tour un démontage de ses atomes tout en libérant de l'énergie dans d'autres rouages. Molécule après molécule donc, ce sucre transporte à chacune l'énergie nécessaire tout en se rechargeant au fur et à mesure. Pour cette raison, la molécule de glucose doit rester libre, et ne pas se faire emprisonner par les molécules qu'elle contacte, sans quoi elle risquerait de devenir inactive et de gêner la marche de l'usine cellulaire.

Lorsque ce mécanisme est détraqué pour une raison quelconque, le glucose devient inerte et la réaction chimique qu'il engendre reste irréversible. Une fois accolé à une protéine, ou à une enzyme par exemple, il lui est impossible de s'en séparer. Le glucose est donc enchaîné à une autre molécule. Pis encore, en se débattant, il va encore accrocher d'autres molécules. Les erreurs se répètent ainsi et l'imbroglio grandit. Si cela se produit au niveau des fibres d'un tendon, elles seront agglutinées par des liaisons croisées, tissées par des ponts de sucres qui causent leur perte de liberté. L'erreur biologique, dans ce cas, finit par engendrer la faiblesse musculaire. La contractilité et l'élasticité des ligaments atteints sont diminuées et la raideur articulaire s'installe. Au niveau des fibres de la paroi artérielle, ce sera la perte de la souplesse de l'artère. Partout, le glucose dénaturé ou en excès va se comporter comme un ennemi alors qu'il était l'ange gardien de la cellule. Rien d'étonnant à ce que le sujet se plaigne alors de pertes de mémoire, de vigilance, de sommeil, de dynamisme, de virilité même.

Ce n'est là qu'un des aspects biologiques du glucose. Les erreurs les plus graves se passent surtout dans les mitochondries, qui ont la forme de petites saucisses, parsemant l'intérieur de nos cellules. Ces formations (ou organites) sont nos microcentrales électriques. A l'origine de la vie, ces mitochondries étaient jadis des micro-organismes indépendants vivant librement dans la nature comme les levures et les bactéries. Leurs lointaines cousines y pullulent toujours d'ailleurs. Puis, un jour, ces mitochondries ont été captées et domestiquées par les cellules pour produire de l'énergie. C'est pourquoi, ces organismes possèdent, comme le noyau de nos cellules, leur propre brin d'ADN attestant leur origine étrangère et la longue durée de leur esclavage. Leur ADN est bien sûr de loin plus simple que celui de nos cellules, de loin plus fragile aussi, doté de moins de capacités de réparation. Les ouvrières de ces minuscules usines électriques sont évidemment des enzymes, chargées de capter l'oxygène, le glucose et le calcium pour nous fournir du courant. Elles convertissent ainsi l'énergie chimique en énergie électrique. Or, au cours du vieillissement, les erreurs s'accumulent sur ce brin d'ADN des mitochondries et leur programme de fonctionnement s'embrouille alors peu à peu. Ces micro-centrales perdent progressivement leur capacité de production et deviennent moins efficaces.

Naturellement, tout va mal quand la crise énergétique menace : du muscle au cerveau, les cellules s'affaiblissent et diminuent leur performance. Après l'âge de soixante-quinze ans, certains sujets sédentaires ne produisent que la moitié de la quantité d'énergie qu'ils fabriquaient à l'âge de quarante ans ! Ces personnes âgées résistent mal au froid et règlent mal leur production de calories. La défaillance énergétique retentit inévitablement sur leur activité physique et mentale.

Dans une certaine mesure, on peut aider leur capacité de récupération et de réparation en leur fournissant non seulement une alimentation correcte, mais surtout du glucose et des éléments minéraux activés, à l'état ionique. Ces substances assistent les enzymes chargées de réparer les lésions de l'ADN selon un programme déterminé, consistant d'abord à repérer l'endroit où se cache l'erreur, à exciser et à enlever le segment d'ADN endommagé, puis, d'autres enzymes recopient sur place un autre programme pour remplacer l'ancien. Enfin, le nouveau segment doit être réinséré à sa place correcte, tout se passe comme si une page de l'encyclopédie de la vie avait été abîmée, et qu'il faille alors la détacher, la réparer et la recoller en bonne place.

Ce mécanisme complexe de réparation est tellement délicat qu'il peut être paralysé par la nicotine ou par la caféine. Inversement, les substances nutritives de haute valeur biologique le stimulent et le renforcent.

C'est en parvenant à éclaircir l'énigme de ce phénomène que l'on s'est aperçu des qualités réellement diététiques du champagne, qui a permis à tant de personnes affaiblies de se sentir mieux après deux ou trois semaines de traitement.

LE PROCESSUS DE L'HYDROLYSE

Il s'agit d'un transfert entre molécules, non plus d'électrons de charge négative, mais de protons de charge électrique positive. Chaque molécule d'eau du vin, ou de tout autre liquide biologique, est dissociée : d'un côté, une demi molécule d'eau formée par un atome d'oxygène lié à un atome d'hydrogène (OH^-) de charge négative ; de l'autre côté, un atome d'hydrogène ayant perdu son unique électron périphérique, son noyau atomique, ainsi déshabillé, est constitué par un seul proton de charge positive.

Au cours du vieillissement du vin, les levures qui ont des molécules d'eau, donnent ainsi deux catégories d'ions négatifs (OH^-) et positifs (H^+) dont la teneur est particulièrement riche dans le champagne.

Au sein de la cellule, pour couper une protéine par exemple, nos enzymes utilisent un outil à la fois tranchant et rapide qui n'est autre que la molécule d'eau ! C'est le processus de l'hydrolyse qui permet de digérer ou de dissocier les longues chaînes de protéines en leurs unités de base : les acides aminés sans recourir à une température élevée ni à une forte acidité, comme cela se fait dans l'industrie. A la température du corps (37°), dans un milieu liquide dont le pH est quasiment neutre (pH 7) et avec une grande rapidité, nos enzymes extraient leurs matières premières (acides aminés, acides gras, sucres simples...) à partir de nos aliments.

Comment peuvent-elles réaliser une telle alchimie ? C'est précisément grâce à leurs outils faits de noyau d'hydrogène : le proton de charge électrique positive. Elles ont su maîtriser la fournaise puissante du cœur de l'atome pour en faire un chalumeau. Une enzyme, telle la chymotrypsine du pancréas, saisit d'abord une molécule d'eau et la sépare en deux moitiés : OH− et H+. Elle saisit ensuite l'ion positif (H+), qui est le noyau de l'hydrogène, pour viser un point faible de la chaîne de protéine à concasser. A cet endroit danse justement un électron solitaire, de charge négative, reliant deux chaînons de la protéine. En s'approchant, l'enzyme active d'abord la cible en élevant son niveau d'énergie d'un cran. Se faisant, le proton décroche l'électron et dissocie la molécule d'acide aminé de sa chaîne protéique exactement comme un ouvrier qui déboulonne une barre d'un échafaudage. C'est ainsi que la chymotrypsine décompose la protéine pour obtenir des acides aminés, aidée dans cette tâche difficile par le zinc (Zn+) qui est lui aussi un ion positif servant à allumer alternativement la réaction.

Plus de cent vingt enzymes digestives implorent son assistance, ainsi que celle du nickel, du cobalt et du manganèse. La synergie de ces éléments nous permet de comprendre l'efficacité rapide du champagne quand ce vin est administré selon les quantités recommandées. Car son excès est aussi rapidement néfaste pour le sujet imprudent qui en abuse. Le surplus de l'apport énergétique bouleverse immanquablement l'équilibre harmonieux de ces réactions délicates qui se déroulent presque à froid avec un rendement proche de 100 % !

Rien d'étonnant donc que la personne affaiblie récupère sans tarder une sensation de bien être et ait un meilleur appétit parce qu'elle peut maintenant digérer et assimiler ce qu'elle mange. Sa production d'énergie se retrouve nettement améliorée, dans la mesure où c'est également par ces transferts de protons que les enzymes produisent de la chaleur et du courant, en brisant de la même façon (par hydrolyse) les grains d'énergie d'ATP.

Et c'est bien dans cette mine de protons que nos cellules puisent leur énergie indispensable au maintien et au fonctionnement de la vie.

TABLE DES MATIÈRES

« COMMENT MAIGRIR EN FAISANT DES REPAS D'AFFAIRES »

par Michel MONTIGNAC

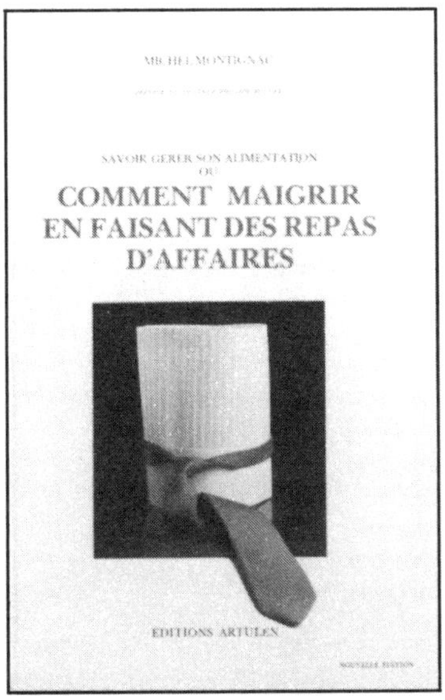

L'embonpoint était autrefois le symbole de la réussite sociale. Il est aujourd'hui devenu un sujet de préoccupation dans l'entreprise au point qu'il est souvent un critère de recrutement.
La surcharge pondérale d'un cadre est en effet considérée dans la vie professionnelle comme un facteur de risque sur le plan de la santé (problèmes cardio-vasculaires). Elle laisse par ailleurs planer le doute sur l'efficacité potentielle de l'individu tout en véhiculant une image négative de la société qu'il représente.

Managers aux contours arrondis, hommes d'affaires au ventre ballonné après moult repas plantureux où bonne chère et propos d'entreprise ne font pas toujours bon ménage, le livre de Michel MONTIGNAC vous est destiné car la méthode qu'il propose est la véritable conciliation de la diététique et de la gastronomie.
Elaborée avec la collaboration de médecins, de scientifiques et de chercheurs, et la participation de Joël ROBUCHON, « le plus grand des grands chefs », la méthode MONTIGNAC vous permet l'atteinte de trois objectifs :

- Maigrir rapidement sans traitement médical, sans épreuves physiques, sans compter les calories et sans privation aucune en termes de quantité.
- Parvenir à une stabilisation définitive de votre poids par la gestion de votre alimentation, ce qui autorise même les excès.
- Retrouver une plus grande vitalité physique et intellectuelle par le rééquilibrage de votre métabolisme.

Ce livre, désormais célèbre dans le monde entier, est un guide du « mieux manger » et surtout un savoureux antidote au « manger triste » des régimes traditionnels. Il vous permettra de satisfaire à vos obligations socioprofessionnelles tout en continuant à manger de tout et, en buvant notamment du vin si vous prenez vos repas au restaurant.
C'est l'instrument indispensable du manager décidé à rester svelte sans pour autant renoncer aux plaisirs de la table.

ISBN 2-906236-00-4 264 pages. Format 27,5 × 18,5
Prix : 188 F TTC
Présentation luxueuse

Editions ARTULEN 46 Avenue d'Iéna 75116 Paris Tél. 40 70 91 47

Achevé d'imprimer en avril 1990
sur les presses de l'imprimerie Laballery
58500 Clamecy
Dépôt légal : avril 1990
Numéro d'impression : 909042